MW01675148

# 植物ベースのレシピ本 2023

## 健康と地球に優しい調理法

亮介 村山

# 目次

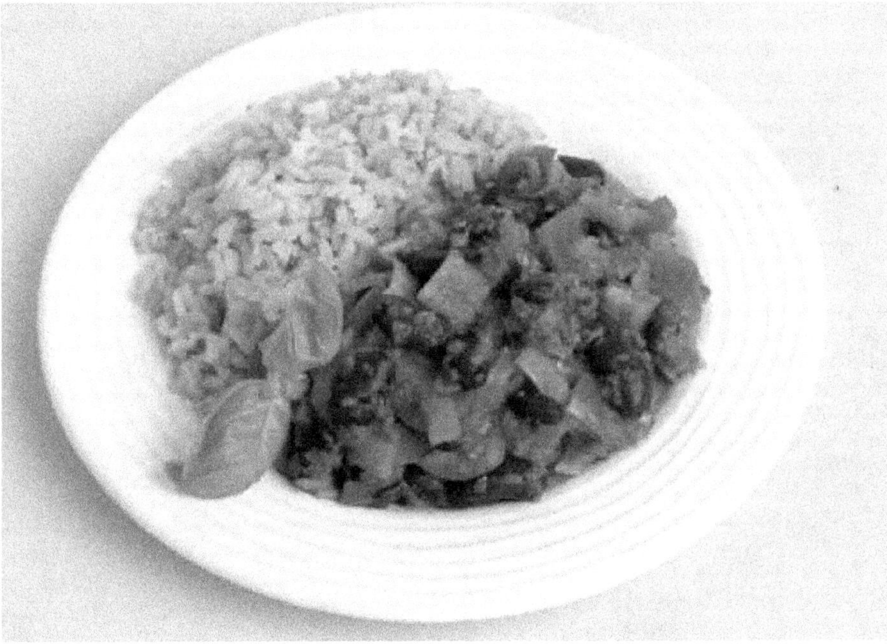

## ミックスベリーボウル

*(約 10 分で出来上がり | 2 人分)*

1 食あたり: カロリー: 533; 脂肪: 42.3g; 炭水化物: 43.4g; タンパク質：6.9g

*材料*

ココナッツミルク 1 カップ

小さいバナナ 2 本

冷凍ミックスベリー 1 カップ

アーモンドバター 大さじ 2

チアシード 大さじ 1

グラノーラ 大さじ 2

*方向*

ココナッツミルク、バナナ、ベリー類、アーモンドバター、チアシードを加えます。

クリーミーで均一で滑らかになるまでピューレにします。

ブレンドした混合物をサービングボウルに分け、グラノーラを飾ります.すぐにサーブします。

## バナナとイチジク入りオートミール

*(約 15 分で出来上がり | 2 人分)*

1 食あたり: カロリー: 404; 脂肪: 5.4g; 炭水化物: 84g; たんぱく質 : 9g

*材料*

アーモンドミルク 1½カップ

ロールドオーツ 1/2 カップ

ひとつまみの海塩

すりおろしたナツメグ ひとつまみ

シナモン 小さじ 1/3

ドライイチジク 3 個（細かく刻む）

皮をむいてスライスしたバナナ 2 本

メープルシロップ 大さじ 1

*方向*

深い鍋で牛乳をすばやく沸騰させます。オート麦を加え、鍋に蓋をして中火にかけます。

塩、ナツメグ、シナモンを加える。頻繁にかき混ぜながら、約 12 分間調理を続けます。

混合物をサービングディッシュにスプーンで入れます。上にイチジクとバナナ。各サービングにメープルシロップを数滴加え、温かいうちにお召し上がりください。どうぞお召し上がりください！

## ドライスグリ入りナッツミューズリー

*(約25 分で出来上がり | 12 人分)*

1 食あたり: カロリー: 374; 脂質: 19.1g; 炭水化物: 43.2g; タンパク質：10.5g

*材料*

ココナッツオイル 1/2 カップ

メープルシロップ 1/3 カップ

バニラペースト 小さじ 1

小さじ 1/2 のグラウンドカルダモン

小さじ 1 杯の挽いたシナモン

ヒマラヤンソルト 小さじ 1/3

昔ながらのオート麦 4 カップ

刻んだピーカン 1/2 カップ

クルミ 1/2 カップ、みじん切り

ペピタス 1/4 カップ

ドライスグリ 1 カップ

*方向*

オーブンを華氏 290 度に予熱することから始めます。大きなベーキングトレイに羊皮紙を並べます。

次に、ココナッツ オイル、メープル シロップ、バニラ ペースト、カルダモン、シナモン、ヒマラヤ ソルトをよく混ぜます。

オート麦、ナッツ、種子を徐々に加えます。よくコーティングするために投げます。

準備した天板に混合物を広げます。

オーブンの中央で、調理の途中でかき混ぜながら、約 20 分、またはきつね色になるまで焼きます。

乾燥スグリをかき混ぜて、保存する前にグラノーラを完全に冷まします。気密容器に保管してください。

お好みの植物性ミルクやヨーグルトと一緒にお召し上がりください。どうぞお召し上がりください！

## レモンジンジャーシロップのフルーツサラダ

*(約 10 分+冷まし時間で出来上がり | 4 人分)*

1 食あたり: カロリー: 164; 脂肪: 0.5g; 炭水化物: 42g; タンパク質 : 1.4g

*材料*

1/2 カップのフレッシュレモンジュース

アガベシロップ 1/4 カップ

すりおろした生姜 小さじ 1

バニラエッセンス 小さじ 1/2

スライスしたバナナ 1 本

ミックスベリー 2 カップ

種なしぶどう 1 カップ

リンゴ 2 カップ、芯を取り、さいの目切りにする

*方向*

レモン汁、アガベシロップ、しょうがを中火で沸騰させます。その後中火にし、とろみがつくまで 6 分ほど煮る。

火から下ろし、バニラエッセンスを加えてかき混ぜます。冷まします。

果物をサービングボウルに入れます。冷やしたソースをフルーツにかけ、よく冷やしてお召し上がりください。どうぞお召し上がりください！

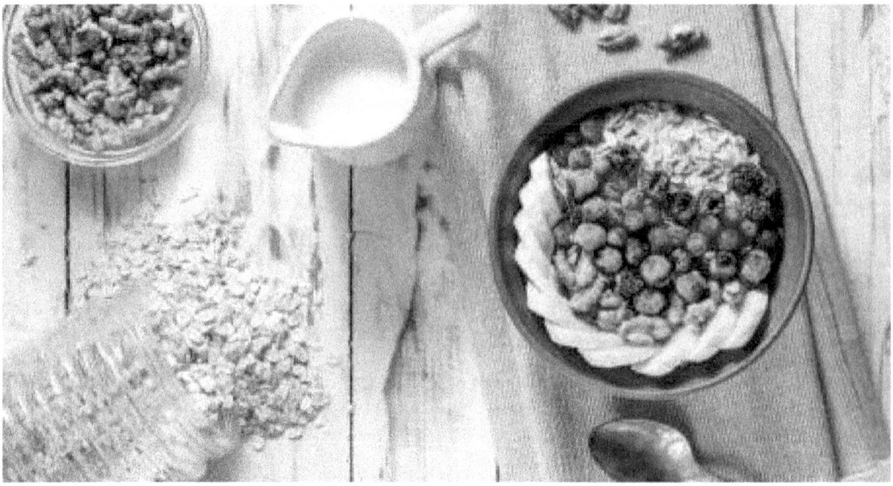

## ふんわりバナナパンケーキ

*(約 25 分で出来上がり | 4 人分)*

1 食あたり: カロリー: 302; 脂肪: 15g; 炭水化物: 37.2g; タンパク質：7.1g

*材料*

亜麻仁粉末 大さじ 2

オートミール 1/2 カップ

ココナッツ粉 1/2 カップ

インスタントオーツ 1/2 カップ

小さじ 1 杯のベーキングパウダー

コーシャーソルト 小さじ 1/4

小さじ 1/4 の地上カルダモン

小さじ 1/4 の挽いたシナモン

ココナッツエキス 小さじ 1/2

バナナ 1 カップ

ココナッツオイル 大さじ 2（室温）

*方向*

「亜麻」の卵を作るには、小さなミキシング ボウルで、大さじ 2 杯の亜麻仁粉末と大さじ 4 杯の水を泡立てます。少なくとも 15 分間放置します。

ミキシングボウルで、小麦粉、オーツ麦、ベーキングパウダー、スパイスをよく混ぜます。亜麻仁とつぶしたバナナを加えます。よく混ざるまで混ぜます。

フライパンにココナッツオイル大さじ 1/2 を中火で熱します。約 1/4 カップのバッターをフライパンにスプーンで入れます。パンケーキを片面約 3 分間焼きます。

生地がなくなるまで繰り返します。お好みの生地でお召し上がりください！

## クラシックフレンチトースト

*(約20 分で出来上がり | 2 人分)*

1 食あたり: カロリー: 233; 脂肪: 6.5g; 炭水化物: 35.5 g; タンパク質：8.2g

*材料*

亜麻仁粉末 大さじ 1

ココナッツミルク 1 カップ

バニラペースト 小さじ 1/2

ひとつまみの海塩

すりおろしたナツメグ ひとつまみ

小さじ 1/2 の挽いたシナモン

クローブ 小さじ 1/4

アガベシロップ 大さじ 1

食パン 4 枚

*方向*

ボウルに亜麻仁、ココナッツミルク、バニラ、塩、ナツメグ、シナモン、クローブ、アガベシロップをよく混ぜます。

すべての面がよくコーティングされるまで、パンの各スライスをミルク混合物に浸します。

電気グリドルを中火で予熱し、焦げ付き防止スプレーで軽くグリースを塗ります。

パンの各スライスを、予熱した天板で片面約 3 分間、きつね色になるまで焼きます。

どうぞお召し上がりください！

## ピーナッツバターとジャムの焼きたてパン

*(約 20 分でできあがり | 3 人分)*

1 食あたり: カロリー: 293; 脂肪: 7.8g; 炭水化物: 50.3g; タンパク質：5.5g

*材料*

中力粉 1 カップ

小さじ 1/2 のベーキングパウダー

海塩 小さじ 1/2

ココナッツシュガー 小さじ 1

1/2 カップの温水

オリーブオイル 小さじ 3

ピーナッツバター 大さじ 3

ラズベリージャム 大さじ 3

*方向*

薄力粉、ベーキングパウダー、塩、砂糖をよく混ぜます。生地がまとまるまで水を少しずつ加える。

生地を 3 つのボールに分けます。各ボールを平らにして円を作ります。

フライパンにオリーブオイル小さじ 1 を中火で熱します。最初のパンを約 9 分間、またはきつね色になるまで焼きます。残りの油と生地で繰り返します。

揚げたパンにピーナッツバターとラズベリージャムを添えて。楽しんでいます!

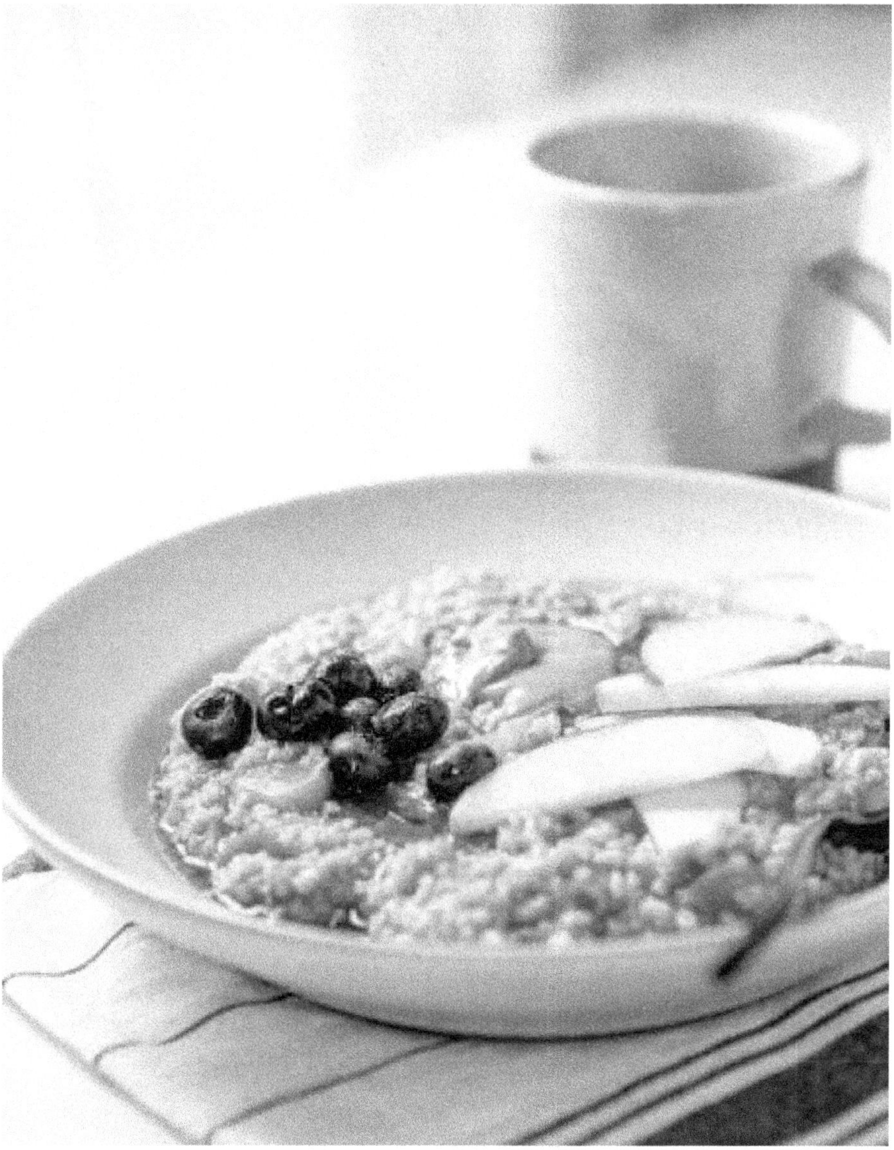

## サルタナ入りチャバタブレッドプディング

*(約2 時間10 分で出来上がり | 4 人分)*

1 食あたり: カロリー: 458; 脂肪: 10.4g; 炭水化物: 81.3g; タンパク質：11.4g

*材料*

無糖のココナッツミルク 2 カップ

アガベシロップ 1/2 カップ

ココナッツオイル 大さじ 1

バニラエッセンス 小さじ 1/2

小さじ 1/2 のグラウンドカルダモン

クローブ 小さじ 1/4

小さじ 1/2 の挽いたシナモン

ヒマラヤの塩 小さじ 1/4

3/4 ポンドの古くなったチャバタ パン、角切り

サルタナ 1/2 カップ

*方向*

ミキシング ボウルに、ココナッツ ミルク、アガベ シロップ、ココナッツ オイル、バニラ、カルダモン、挽いたクローブ、シナモン、ヒマラヤ塩を混ぜ合わせます。

角切りパンをカスタード混合物に加え、かき混ぜてよく混ぜます。サルタナを折りたたんで、約 1 時間カウンターに座らせます。

次に、混合物を軽く油を塗ったグラタン皿にスプーンで入れます。

予熱したオーブンで華氏 350 度で約 1 時間、または上部がきつね色になるまで焼きます。

ブレッド プディングをワイヤー ラックに 10 分間置き、スライスして提供します。どうぞお召し上がりください！

## ビーガンバインミー

*(約35 分で出来上がり | 4 人分)*

1 食あたり: カロリー: 372; 脂肪: 21.9g; 炭水化物: 29.5g; たんぱく質：17.6g

*材料*

米酢 1/2 カップ

水 1/4 カップ

白砂糖 1/4 カップ

にんじん 2 本、厚さ 1/16 インチのマッチ棒に切る

大根 1/2 カップ、厚さ 1/16 インチのマッチ棒に切る

白ねぎ 1 個、薄切り

オリーブオイル 大さじ 2

木綿豆腐 12 オンス 短冊切り

ビーガンマヨネーズ 1/4 カップ

しょうゆ 大さじ 1½

みじん切りにしたにんにく 2 かけ

みじん切りの新鮮なパセリ 1/4 カップ

コーシャーソルトと粗びき黒こしょう（お好みで）

4 等分にカットされた 2 つの標準的なフレンチ バゲット

細かく刻んだ新鮮なコリアンダー 大さじ 4

くさび 4 個

*方向*

米酢、水、砂糖を沸騰させ、砂糖が溶けるまで 1 分ほどかき混ぜます。冷まします。

にんじん、大根、玉ねぎに冷やした酢の混合物を注ぎます。野菜を少なくとも 30 分間マリネさせます。

野菜をマリネしている間に、フライパンにオリーブオイルを中火で熱します。豆腐が温まったら豆腐を加え、ときどき混ぜながら均一に火が通るように 8 分ほど煮る。

次に、小さなボウルにマヨネーズ、醤油、にんにく、パセリ、塩、粗びき黒コショウを入れて混ぜ合わせます。

バゲットはそれぞれ縦半分に切る。次に、バゲットの半分を予熱したグリルの下で約 3 分間トーストします。

バインミーサンドイッチを組み立てるには、トーストしたバゲットの各半分にマヨネーズを混ぜます。パンの下半分の空洞に油揚げスティック、野菜のマリネ、パクチーの葉を詰めます。

最後に、フィリングの上にライムのくさびを絞り、バゲットの残りの半分で覆います。どうぞお召し上がりください！

## モーニングナッツオートミールマフィン

*(約30 分でできあがり | 9 人分)*

1 食あたり: カロリー: 192; 脂肪: 6g; 炭水化物: 30.5 g; タンパク質 : 5.6g

*材料*

オートミール 1.5 カップ

刻んだココナッツ 1/2 カップ、無糖

重曹小さじ 3/4

塩 小さじ 1/4

バニラエッセンス 小さじ 1/4

ココナッツエキス 小さじ 1/4

すりおろしたナツメグ 小さじ 1/4

小さじ 1/2 のカルダモン

ココナッツミルク 3/4 カップ

かぼちゃの缶詰 1/3 カップ

アガベシロップ 1/4 カップ

ゴールデンレーズン 1/4 カップ

刻んだピーカンナッツ 1/4 カップ

*方向*

オーブンを華氏 360 度に予熱することから始めます。マフィン型に焦げ付き防止油を吹きかけます。

ミキシング ボウルで、レーズンとピーカン ナッツ以外のすべての材料をよく混ぜます。

レーズンとピーカンナッツを入れ、用意したマフィン型に生地をこすり落とします。

マフィンを約 25 分間、または上部が固まるまで焼きます。どうぞお召し上がりください！

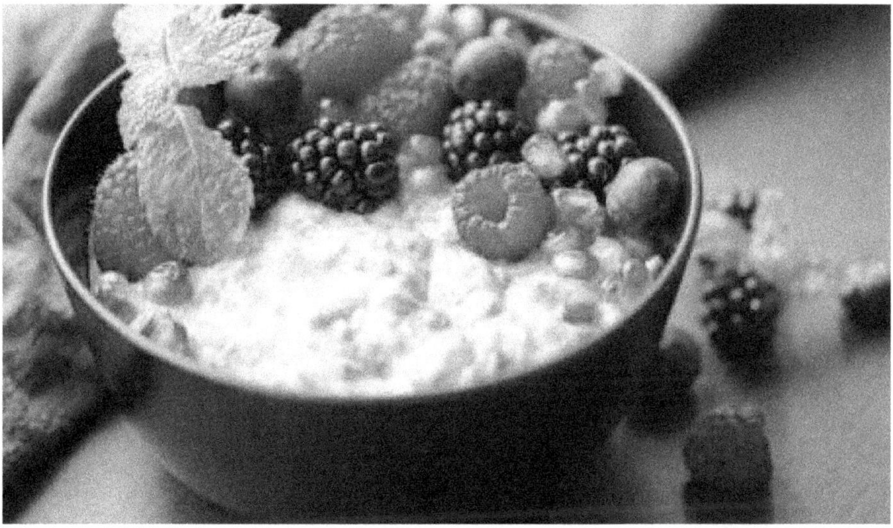

## ラズベリーとチアのスムージーボウル

*(約 10 分で出来上がり | 2 人分)*

1 食あたり: カロリー: 442; 脂肪: 10.9g; 炭水化物: 85g; タンパク質：9.6g

*材料*

ココナッツミルク 1 カップ

皮をむいた小さなバナナ 2 本

生または冷凍のラズベリー 1 ½ カップ

2 ナツメヤシ、ピット

ココナッツフレーク 大さじ 1

ペピタス 大さじ 1

チアシード 大さじ 2

*方向*

ココナッツ ミルクとバナナ、ラズベリー、ナツメヤシをブレンダーまたはフード プロセッサーで混ぜます。

クリーミーで滑らかになるまで処理します。スムージーを 2 つのボウルに分けます。

各スムージー ボウルに、ココナッツ フレーク、ペピタス、チアシードをふりかけます。どうぞお召し上がりください！

## クルミとスグリのモーニング オーツ

*(約10 分で出来上がり | 2 人分)*

1 食あたり: カロリー: 442; 脂肪: 10.9g; 炭水化物: 85g; タンパク質：9.6g

*材料*

1 カップの水

オーツミルク 1.5 カップ

オートミール 1.5 カップ

塩ひとつまみ

すりおろしたナツメグ ひとつまみ

小さじ 1/4 のカルダモン

くるみ ひと握り（粗みじん切り）

ドライスグリ 大さじ 4

*方向*

深鍋に水と牛乳を入れて沸騰させる。オート麦を加え、鍋に蓋をして中火にかけます。

塩、ナツメグ、カルダモンを加える。時々かき混ぜながら、さらに約 12〜13 分間調理を続けます。

混合物をサービングディッシュにスプーンで入れます。クルミとスグリのトップ。どうぞお召し上がりください！

## ココナッツのクラシック アップルソース パンケーキ

*(約50 分でできあがり | 8 人分)*

1 食あたり: カロリー: 208; 脂質: 8g; 炭水化物: 33.2g; タンパク質 : 3.6g

*材料*

全粒粉 1¼カップ

小さじ 1 杯のベーキングパウダー

小さじ 1/4 の海塩

ココナッツシュガー 小さじ 1/2

クローブ 小さじ 1/4

小さじ 1/4 の地上カルダモン

小さじ 1/2 の挽いたシナモン

オーツミルク 3/4 カップ

無糖アップルソース 1/2 カップ

ココナッツオイル 大さじ 2

すりおろしたココナッツ 大さじ 8

ピュアメープルシロップ 大さじ8

*方向*

ミキシングボウルで、小麦粉、ベーキングパウダー、塩、砂糖、スパイスをよく混ぜます。牛乳とアップルソースを少しずつ加えます。

フライパンを中火で熱し、ココナッツオイルを少量入れる。

あら熱がとれたらフライパンに生地を流し入れる。泡ができるまで約3分間調理します。ひっくり返し、裏面も3分ほど焼き色がつくまで焼く。残りの油とバッターで繰り返します。

刻んだココナッツとメープルシロップを添えて。どうぞお召し上がりください！

## シナモンバナナフレンチトースト

*(約 25 分で出来上がり | 3 人分)*

1 食あたり: カロリー: 278; 脂肪: 2.9g; 炭水化物: 59g; タンパク質 : 6.6g

*材料*

ココナッツミルク 1/3 カップ

つぶしたバナナ 1/2 カップ

ベサン（ひよこ豆の粉） 大さじ 2

小さじ 1/2 のベーキングパウダー

バニラペースト 小さじ 1/2

ひとつまみの海塩

アガベシロップ 大さじ 1

オールスパイス 小さじ 1/2

すりおろしたナツメグ ひとつまみ

1 日前のサワードウブレッド 6 切れ

スライスしたバナナ 2 本

ブラウンシュガー 大さじ 2

小さじ 1 杯の挽いたシナモン

*方向*

生地を作るには、ココナッツ ミルク、つぶしたバナナ、ベザン、ベーキング パウダー、バニラ、塩、アガベ シロップ、オールスパイス、ナツメグを混ぜ合わせます。

すべての面がよくコーティングされるまで、パンの各スライスをバッターに浸します。

電気グリドルを中火で予熱し、焦げ付き防止スプレーで軽くグリースを塗ります。

パンの各スライスを、予熱した天板で片面約 3 分間、きつね色になるまで焼きます。

フレンチトーストにバナナ、ブラウンシュガー、シナモンを飾ります。どうぞお召し上がりください！

## 伝統的なインドのロティ

*(約30 分でできあがり | 5 人分)*

1 食あたり: カロリー: 413; 脂肪: 26g; 炭水化物: 38.1g; タンパク質：5.6g

*材料*

パン粉 2 カップ

小さじ 1 杯のベーキングパウダー

塩 小さじ 1/2

3/4 ぬるま湯

揚げ物用の植物油 1 カップ

*方向*

薄力粉、ベーキングパウダー、塩をボールに入れてよく混ぜる。生地がまとまるまで水を少しずつ加える。

生地を 5 つのボールに分けます。各ボールを平らにして円を作ります。

フライパンにオリーブオイルを中強火で熱します。最初のパンを焼き、裏返して調理を促進します。約 10 分間、またはきつね色になるまで焼きます。

残りの生地で繰り返します。各ロティをペーパータオルを敷いた皿に移し、余分な油を切ります。

どうぞお召し上がりください！

## チョコレートチアプディング

*(約 10 分+冷まし時間で出来上がり | 4 人分)*

1 食あたり: カロリー: 346; 脂肪: 26.7g; 炭水化物: 28.1g; タンパク質：5.5g

*材料*

無糖ココアパウダー 大さじ 4

メープルシロップ 大さじ 4

ココナッツミルク 1 2/3 カップ

すりおろしたナツメグ ひとつまみ

クローブ ひとつまみ

小さじ 1/2 の挽いたシナモン

チアシード 1/2 カップ

*方向*

ココアパウダー、メープルシロップ、牛乳、スパイスをボウルに入れ、よく混ぜます。

チアシードを加えてさらによく混ぜます。混合物を 4 つの瓶にスプーンで入れ、蓋をして一晩冷蔵します.

当日、スプーンでかき混ぜてお召し上がりください。どうぞお召し上がりください！

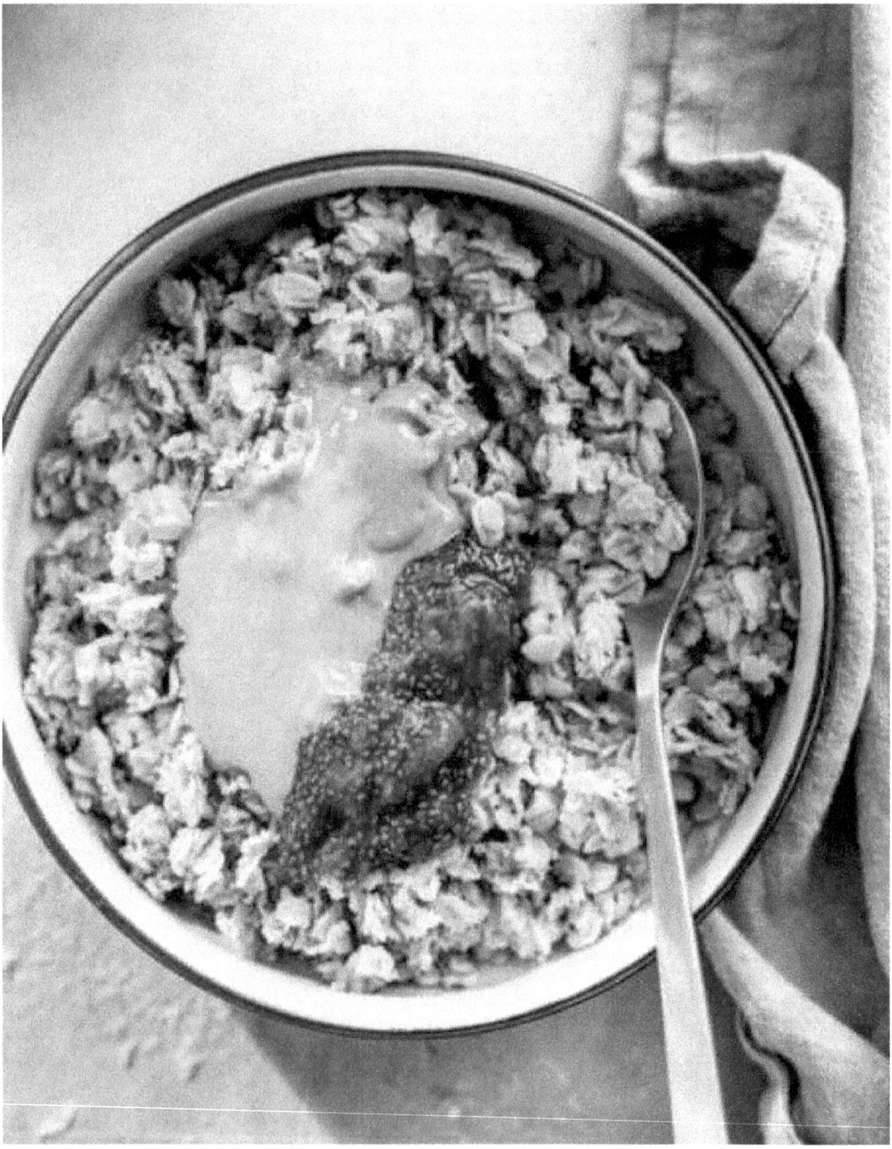

## 簡単モーニングポレンタ

*(約 20 分で出来上がり | 2 人分)*

1 食あたり: カロリー: 306; 脂肪: 16g; 炭水化物: 32.4g; タンパク質：7.7g

*材料*

野菜スープ 2 カップ

コーンミール 1/2 カップ

海塩 小さじ 1/2

小さじ 1/4 の黒コショウ、お好みで

砕いた赤唐辛子フレーク 小さじ 1/4

オリーブオイル 大さじ 2

*方向*

中火で中鍋で野菜ストックを沸騰させます。コーンミールを加え、だまにならないように泡だて器で混ぜ続けます。

塩、黒胡椒、赤唐辛子で味を調える。

沸騰するまで火を弱めます。混合物がとろみがつくまで、約18 分間、頻繁に泡だて器で煮込み続けます。

次に、オリーブオイルを鍋に注ぎ、よくかき混ぜます。どうぞお召し上がりください！

## ねぎと山椒のオムレツ

*(約 15 分で出来上がり | 2 人分)*

1 食あたり: カロリー: 269; 脂肪: 17g; 炭水化物: 22.4g; たんぱく質：8.1g

*材料*

オリーブオイル 大さじ 2

ねぎ 3 本、みじん切り

2 ピーマン、スライス

ベサン（ひよこ豆の粉） 大さじ 6

無糖のライスミルク 大さじ 10

カラナマック塩と粗びき黒こしょう 適量

赤唐辛子フレーク 小さじ 1/3

生のイタリアンパセリ 大さじ 2（みじん切り）

*方向*

フライパンにオリーブオイルを中火で熱します。熱くなったら、ネギとピーマンが柔らかくなり香りが出るまで約 3 分間ソテーします。

その間、ひよこ豆の粉を牛乳、塩、黒コショウ、赤唐辛子のフレークで泡だて器で混ぜます。

次に、混合物をフライパンに注ぎます。

約 4 分間調理します。裏返して、焼き色がつくまでさらに 3～4 分焼きます。新鮮なパセリを添えて。どうぞお召し上がりください！

## 定番豆腐スクランブル

*(約 15 分で出来上がり | 2 人分)*

1 食あたり: カロリー: 202; 脂肪: 14.3g; 炭水化物: 7.5g; タンパク質：14.6g

*材料*

オリーブオイル 大さじ 1

6 オンスの超堅豆腐、押して砕いた

ベビーほうれん草 1 カップ

海塩と粗挽き黒胡椒で味を調えます

ターメリックパウダー 小さじ 1/2

クミンパウダー 小さじ 1/4

ガーリックパウダー 小さじ 1/2

みじん切りの新鮮なチャイブ 1 握り

*方向*

フライパンにオリーブオイルを中火で熱します。火が通ったら豆腐を加え、ときどき混ぜながら均一に火が通るように 8 分ほど煮る。

ベビーほうれん草と芳香剤を加え、さらに 1〜2 分間調理します。

新鮮なチャイブを飾り、温かいうちに召し上がれ。どうぞお召し上がりください！

## ミックスベリーとアーモンドバターのスワールボウル

*(約 10 分でできあがり | 3 人分)*

1 食あたり: カロリー: 397; 脂肪: 16.3g; 炭水化物: 48.5g; たんぱく質：19.6g

*材料*

アーモンドミルク 1½カップ

小さいバナナ 2 本

生または冷凍のミックスベリー 2 カップ

3 ナツメヤシ、ピット

ヘンププロテインパウダー 3 スクープ

ソフトアーモンドバター 大さじ 3

ペピタス 大さじ 2

*方向*

ブレンダーまたはフードプロセッサーでアーモンドミルクをバナナ、ベリー、ナツメヤシと混ぜます。

よく混ざるまで処理します。スムージーを 3 つのボウルに分けます。

各スムージー ボウルの上にアーモンド バターをのせ、バターナイフを使って各スムージー ボウルの上部にアーモンド バターを入れます。

次に、各スムージー ボウルにペピタスを飾り、よく冷やしてお召し上がりください。

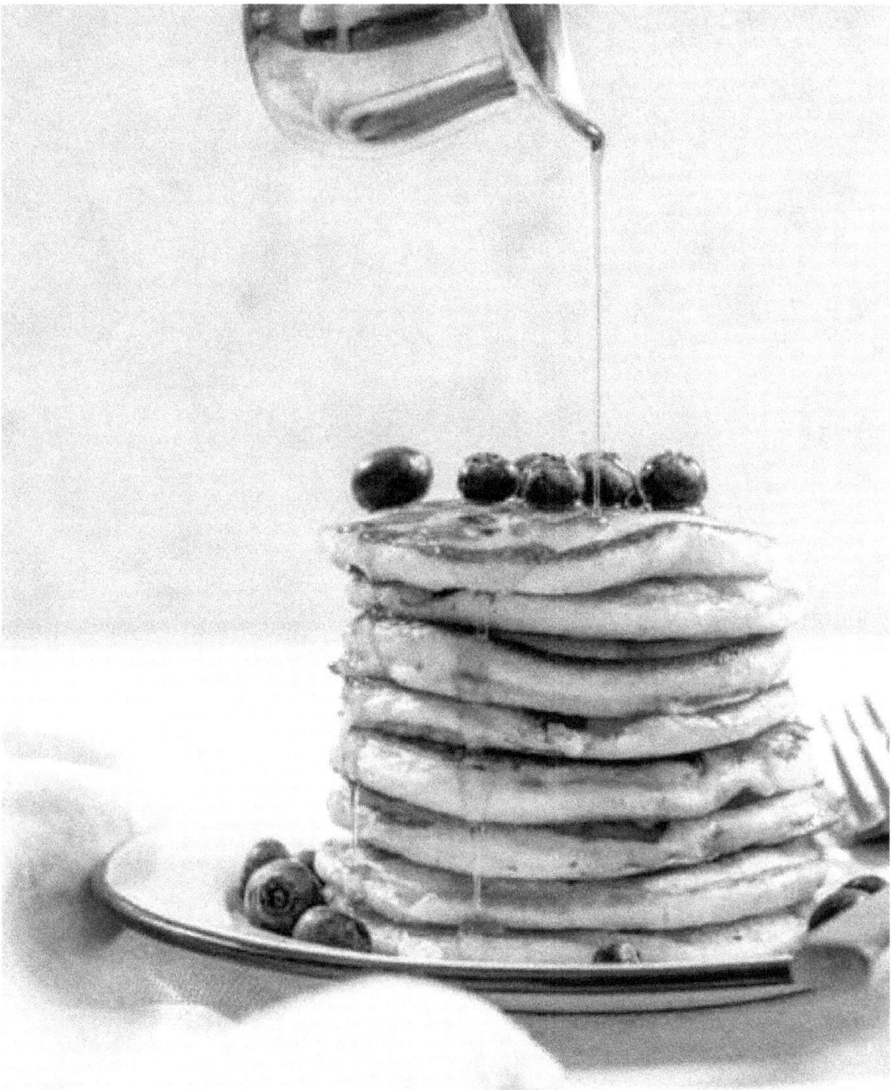

## ココナッツとイチゴの毎日のオートミール

*(約15 分で出来上がり | 2 人分)*

1 食あたり: カロリー: 457; 脂肪: 14.4g; 炭水化物: 66.3g; タンパク質：17.3g

*材料*

ココナッツオイル 大さじ 1/2

ロールドオーツ 1 カップ

フレークシーソルト ひとつまみ

すりおろしたナツメグ 小さじ 1/8

小さじ 1/4 のカルダモン

ココナッツシュガー 大さじ 1

ココナッツミルク 1 カップ（加糖）

1 カップの水

ココナッツフレーク 大さじ 2

新鮮なイチゴ 大さじ 4

*方向*

中火で鍋にココナッツオイルを溶かします。次に、絶えずかき混ぜながら、オートミールを約 3 分間トーストします。

塩、ナツメグ、カルダモン、ココナッツシュガー、牛乳、水を加えます。さらに 12 分間、または完全に調理されるまで調理を続けます.

混合物をサービングディッシュにスプーンで入れます。ココナッツフレークと新鮮なイチゴをトッピング。どうぞお召し上がりください！

## 史上最高のチョコレートミューズリー

*(約 1 時間で出来上がり | 10 人分)*

1 食あたり: カロリー: 428; 脂肪: 23.4g; 炭水化物: 46.4g; タンパク質：11.3g

*材料*

ココナッツオイル 1/2 カップ

アガベシロップ 1/2 カップ

バニラペースト 小さじ 1

オートミール 3 カップ

刻んだヘーゼルナッツ 1/2 カップ

かぼちゃの種 1/2 カップ

小さじ 1/2 のグラウンドカルダモン

小さじ 1 杯の挽いたシナモン

クローブ 小さじ 1/4

ヒマラヤ塩 小さじ 1

ダークチョコレート 1/2 カップ、細かく切る

*方向*

オーブンを華氏 260 度に予熱することから始めます。2 つの縁付きベーキング トレイに羊皮紙を並べます。

次に、ココナッツオイル、アガベシロップ、バニラをミキシングボウルでよく混ぜます.

オート麦、ヘーゼルナッツ、カボチャの種、スパイスを徐々に加えます。よくコーティングするために投げます。準備した天板に混合物を広げます。

オーブンの中央で、調理の途中で約 1 時間、またはきつね色になるまで焼きます。

ダーク チョコレートをかき混ぜ、グラノーラを完全に冷ましてから保存します。気密容器に保管してください。

どうぞお召し上がりください！

## 秋かぼちゃのパイ焼き

*(約30 分でできあがり / 4 人分)*

1 食あたり: カロリー: 198; 脂肪: 9.4g; 炭水化物: 24.5g; タンパク質：5.2g

*材料*

オートミール 1/2 カップ

全粒小麦粉 1/2 カップ

小さじ 1 杯のベーキングパウダー

ヒマラヤの塩 小さじ 1/4

砂糖小さじ 1

オールスパイス 小さじ 1/2

小さじ 1/2 の挽いたシナモン

小さじ 1/2 の生姜

絞りたてのレモン汁 小さじ 1

アーモンドミルク 1/2 カップ

かぼちゃのピューレ 1/2 カップ

ココナッツオイル 大さじ 2

*方向*

ミキシングボウルで、小麦粉、ベーキングパウダー、塩、砂糖、スパイスをよく混ぜます。レモン汁、牛乳、かぼちゃのピューレを少しずつ加えます。

電気グリドルを中火で熱し、ココナッツオイルを軽く塗ります。

泡ができるまで約 3 分間ケーキを焼きます。ひっくり返し、裏面も 3 分ほど焼き色がつくまで焼く。

残りの油とバッターで繰り返します。お好みでシナモンシュガーをまぶしてお召し上がりください。どうぞお召し上がりください！

## 豆腐入りイングリッシュマフィン

*(約 15 分で出来上がり | 4 人分)*

1 食あたり: カロリー: 452; 脂肪: 24.3g; 炭水化物: 38g; タンパク質：25.6g

*材料*

オリーブオイル 大さじ 2

木綿豆腐 16 オンス

ニュートリショナルイースト 大さじ 1

ターメリックパウダー 小さじ 1/4

みじん切りにした新鮮なケール 2 握り

コーシャーソルトと粗びき黒こしょう（お好みで）

半分に切ったイングリッシュマフィン 4 個

ケチャップ 大さじ 4

ビーガンチーズ 4 枚

*方向*

フライパンにオリーブオイルを中火で熱します。火が通ったら豆腐を加え、ときどき混ぜながら均一に火が通るように 8 分ほど煮る。

ニュートリショナルイースト、ターメリック、ケールを加え、さらに 2 分間、またはケールがしおれるまで調理します。塩こしょうで味を調えます。

その間にイングリッシュマフィンをカリカリになるまでトーストする。

サンドイッチを組み立てるには、イングリッシュマフィンの下半分にケチャップを広げます。豆腐の混合物とビーガンチーズをのせます。バンズトッパーを上に置き、バンズを閉じて温めます。

どうぞお召し上がりください！

## シナモンセモリナ粥

*(約20 分でできあがり | 3 人分)*

1 食あたり: カロリー: 491; 脂肪: 13.2g; 炭水化物: 76g; タンパク質：16.6g

*材料*

アーモンドミルク 3 カップ

メープルシロップ 大さじ 3

ココナッツオイル 小さじ 3

コーシャーソルト 小さじ 1/4

小さじ 1/2 の挽いたシナモン

セモリナ粉 1/4 カップ

*方向*

鍋にアーモンドミルク、メープルシロップ、ココナッツオイル、塩、シナモンを入れて中火にかけます。

熱くなったら、セモリナ粉を徐々にかき混ぜます。火を沸騰させ、お粥がお好みの固さになるまで調理を続けます。

お好みのトッピングを添えて、温かいうちにお召し上がりください。どうぞお召し上がりください！

## 退廃的なアップルソースフレンチトースト

*(約 15 分でできあがり | 1 人分)*

1 食あたり: カロリー: 333; 脂肪: 16.9g; 炭水化物: 40.3g; タンパク質：5.6g

*材料*

加糖オートミルク 1/4 カップ

アップルソース（加糖）大さじ 2

バニラペースト 小さじ 1/2

塩ひとつまみ

すりおろしたナツメグ ひとつまみ

クローブ 小さじ 1/4

小さじ 1/4 の挽いたシナモン

素朴な 1 日前のパン 2 切れ

ココナッツオイル 大さじ 1

メープルシロップ 大さじ 1

*方向*

ボウルにオーツミルク、アップルソース、バニラ、塩、ナツメグ、クローブ、シナモンを入れて混ぜる。

すべての面がよくコーティングされるまで、パンの各スライスをカスタード混合物に浸します。

フライパンにココナッツオイルを中火で熱します。きつね色になるまで、片面約 3 分ずつ揚げます。

フレンチトーストにメープルシロップをかけて、すぐにお召し上がりください。どうぞお召し上がりください！

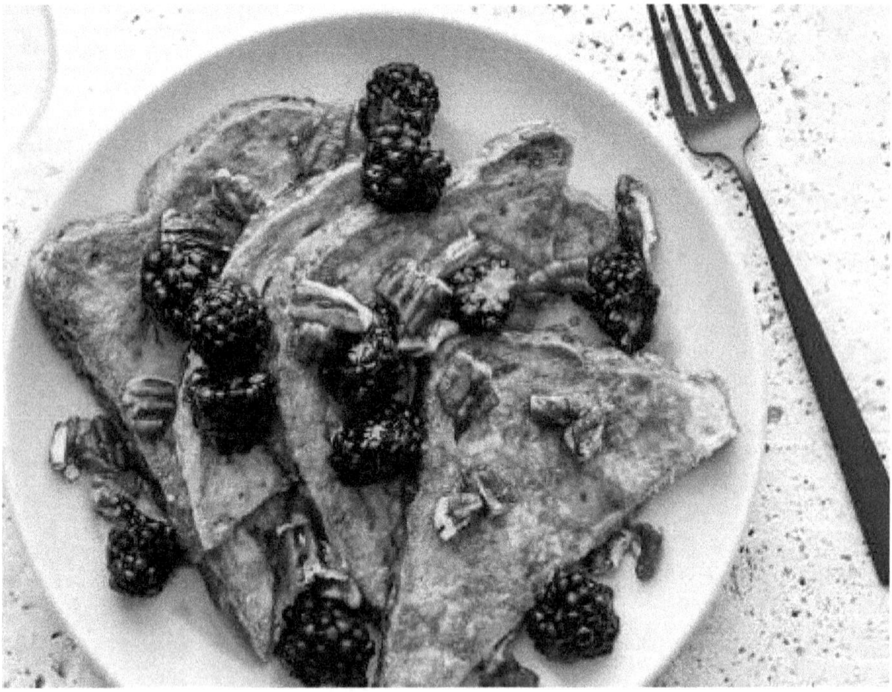

## ナッツモーニングブレッドプディング

*(約 2 時間 10 分で出来上がり | 6 人分)*

1 食あたり: カロリー: 463; 脂肪: 6.2g; 炭水化物: 83g; タンパク質 : 11.4g

*材料*

アーモンドミルク 1½カップ

メープルシロップ 1/2 カップ

アーモンドバター 大さじ 2

バニラエッセンス 小さじ 1/2

小さじ 1/2 のアーモンドエキス

小さじ 1/2 の挽いたシナモン

クローブ 小さじ 1/2

コーシャソルト 小さじ 1/3

粗く刻んだアーモンド 1/2 カップ

角切りにした生食パン 4 カップ

*方向*

ミキシング ボウルで、アーモンド ミルク、メープル シロップ、アーモンド バター、バニラ エキス、アーモンド エキス、スパイスを混ぜ合わせます。

角切りパンをカスタード混合物に加え、かき混ぜてよく混ぜます。アーモンドを折り込み、約 1 時間休ませます。

次に、混合物を軽く油を塗ったグラタン皿にスプーンで入れます。

予熱したオーブンで華氏 350 度で約 1 時間、または上部がきつね色になるまで焼きます。

ブレッド プディングをワイヤー ラックに 10 分間置き、スライスして提供します。どうぞお召し上がりください！

## きのことピーマンのオムレツ

*(約 30 分でできあがり | 4 人分)*

1 食あたり: カロリー: 390; 脂肪: 26.2g; 炭水化物: 22.4g; タンパク質：22.1g

*材料*

オリーブオイル 大さじ 4

細かく刻んだ赤玉ねぎ 1 個

スライスした赤ピーマン 1 個

にんにく 小さじ 1

1 ポンドのきのこ、スライス

海塩と粗びき黒こしょう 適宜

乾燥オレガノ 小さじ 1/2

乾燥ディル 小さじ 1/2

16 オンスの豆腐、水気を切って砕いた

ニュートリショナルイースト 大さじ 2

ターメリックパウダー 小さじ 1/2

コーンスターチ 大さじ 4

無糖オーツミルク 1/3 カップ

*方向*

焦げ付き防止のフライパンにオリーブオイル大さじ 2 を中火で熱します。次に、玉ねぎとピーマンが柔らかくなり、香りが出るまで約 4 分間調理します。

にんにくときのこを加え、さらに 2 ～ 3 分、または香りが出るまで煮ます。塩、ブラックペッパー、オレガノ、ディルで味を調える。予約する。

豆腐、ニュートリショナル イースト フレーク、ターメリック パウダー、コーンスターチ、牛乳をブレンダーまたはフード プロセッサーで混ぜます。滑らかで均一なペーストになるまで処理します。

同じフライパンにオリーブオイル大さじ 1 を熱し、焦げ目がつくまで焼く。豆腐の 1/2 量を入れてヘラで伸ばす。

約 6 分間、または完全に調理されるまで調理します。裏返してさらに 3 分間調理します。オムレツをサービングプラッターにスライドさせます。

オムレツの半分にきのこをスプーン 1/2 杯入れます。オムレツの中身のない半分をフィリングの上に折ります。

別のオムレツで繰り返します。それらを半分に切り、熱いうちに出してください。どうぞお召し上がりください！

## フロスティヘンプとブラックベリーのスムージーボウル

*(約 10 分で出来上がり | 2 人分)*

1 食あたり: カロリー: 362; 脂肪: 9.1g; 炭水化物: 52.1g; タンパク質：22.1g

*材料*

ヘンプシード 大さじ 2

ココナッツミルク 1/2 カップ

ココナッツヨーグルト 1 カップ

冷凍ブラックベリー 1 カップ

冷凍バナナ 2 本

グラノーラ 大さじ 4

*方向*

ブレンダーですべての材料を混ぜます。液体がブレンダーの底に残るようにして、果物を砕きやすくします。

スムージーをサービングボウルに分けます。

必要に応じて、各ボウルにグラノーラと追加の冷凍ベリーを飾ります。すぐにサーブ！

## オーツ スティール カット チョコレートとクルミ

*(約30 分でできあがり| 3 人分)*

1 食あたり: カロリー: 452; 脂肪: 18.1g; 炭水化物: 67g; タンパク質：11g

*材料*

オーツミルク 2 カップ

スチールカットオーツ 1/3 カップ

ココナッツオイル 大さじ 1

ココナッツシュガー 1/4 カップ

すりおろしたナツメグ ひとつまみ

フレークシーソルト ひとつまみ

シナモンパウダー 小さじ 1/4

バニラエッセンス 小さじ 1/4

ココアパウダー 大さじ 4

半分に切ったイングリッシュ クルミ 1/3 カップ

チョコレートチップ 大さじ 4

*方向*

オーツミルクとオーツ麦を中火から強火にかけて沸騰させます。次に火を弱め、ココナッツオイル、砂糖、スパイスを加えます。頻繁にかき混ぜながら、約 25 分間煮ます。

ココアパウダーを加えてさらに 3 分煮る。

オートミールをサービングボウルにスプーンで入れます。各ボウルの上にクルミの半分とチョコレートチップをのせます。

どうぞお召し上がりください！

## リンゴとアーモンドのそば粥

*(約20 分でできあがり | 3 人分)*

1 食あたり: カロリー: 377; 脂肪: 8.8g; 炭水化物: 70 g; たんぱく質 : 10.6g

*材料*

焼きそば粉 1 カップ

3/4 カップの水

ライスミルク 1 カップ

小さじ 1/4 の海塩

アガベシロップ 大さじ 3

りんご 1 カップ、芯を取り、さいの目切りにする

スライスしたアーモンド 大さじ 3

ココナッツフレーク 大さじ 2

ヘンプシード 大さじ 2

*方向*

鍋にそば粉、水、牛乳、塩を入れて沸騰させる。すぐに火を沸騰させます。柔らかくなるまで約 13 分間煮ます。

アガベシロップを混ぜます。お粥を 3 つのサービングボウルに分けます。

各部分にリンゴ、アーモンド、ココナッツ、ヘンプシードを飾ります。どうぞお召し上がりください！

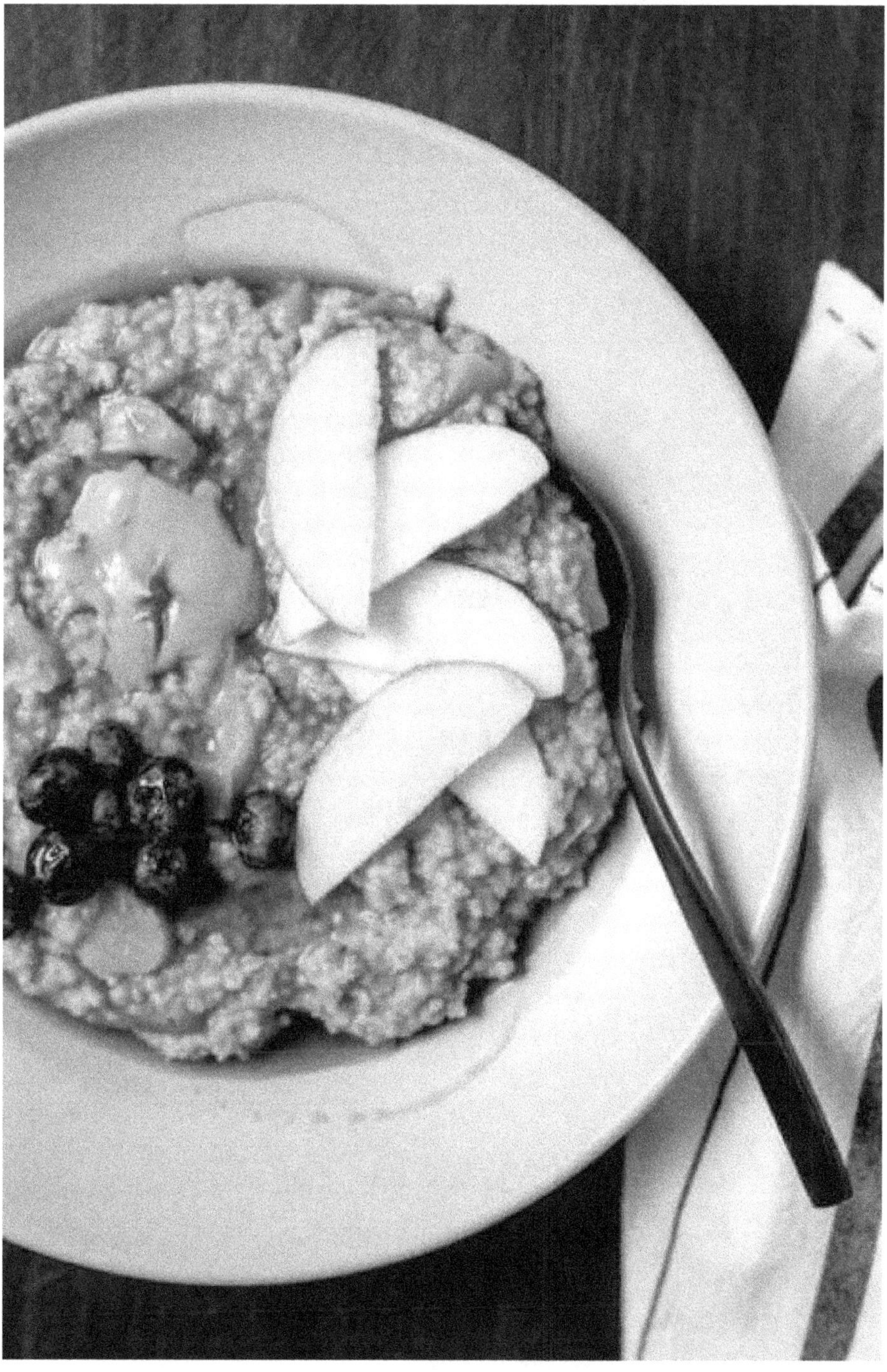

## 伝統的なスペインのトルティーヤ

*(約35 分で出来上がり | 2 人分)*

1 食あたり: カロリー: 379; 脂肪: 20.6g; 炭水化物: 45.2g; タンパク質：5.6g

*材料*

オリーブオイル 大さじ 3

皮をむいてさいの目に切った中くらいのジャガイモ 2 個

白ねぎ 1/2 個、みじん切り

グラム粉 大さじ 8

水 大さじ 8

海塩と粗びき黒こしょう 適宜

スペイン産パプリカ 小さじ 1/2

*方向*

フライパンにオリーブオイル大さじ 2 を中火で熱する。じゃがいもと玉ねぎを調理します。約 20 分または柔らかくなるまで調理します。予約する。

ボウルに薄力粉、水、塩、黒こしょう、パプリカを入れてよく混ぜる。じゃがいも/玉ねぎの混合物を加えます。

残りのオリーブオイル大さじ 1 を同じフライパンで熱します。フライパンに生地の 1/2 を流し入れる。トルティーヤを約 11 分間調理し、1～2 回回して均一に調理します.

残りのバッターで繰り返し、熱いうちにサーブします.

## ジンジャーブレッド ベルギー ワッフル

*(約25 分で出来上がり | 3 人分)*

1 食あたり: カロリー: 299; 脂肪: 12.6g; 炭水化物: 38.5g; タンパク質：6.8g

*材料*

中力粉 1 カップ

小さじ 1 杯のベーキングパウダー

ブラウンシュガー 大さじ 1

生姜 小さじ 1

アーモンドミルク 1 カップ

小さじ 1 杯のバニラエッセンス

2 オリーブオイル

*方向*

製造元の指示に従って、ワッフル アイロンを予熱します。

ボウルに薄力粉、ベーキングパウダー、ブラウンシュガー、生姜、アーモンドミルク、バニラエッセンス、オリーブオイルを入れよく混ぜる。

よく混ざるまで叩きます。

予熱したワッフル焼き型に生地の 1/3 をスプーンで入れ、ワッフルがきつね色になりカリカリになるまで焼きます。残りのバッターで繰り返します。

必要に応じて、ワッフルにブラックベリー ジャムを添えます。
ど う ぞ お 召 し 上 が り く だ さ い !

## バナナとクルミのお粥

*(約15分で出来上がり | 4人分)*

1食あたり: カロリー: 389; 脂肪: 11.6g; 炭水化物: 67.7g; タンパク質：16.8g

*材料*

ロールドオーツ 1 カップ

スペルトフレーク 1 カップ

無糖アーモンドミルク 2 カップ

アガベネクター 大さじ 4

くるみ 大さじ 4（みじん切り）

スライスしたバナナ 2 本

*方向*

焦げ付き防止のフライパンで、オーツ麦とスペルト小麦のフレークを香りが出るまで数回に分けて調理します。

牛乳を沸騰させ、オート麦、スペルト小麦のフレーク、リュウゼツランを加えます。

沸騰したら時々かき混ぜながら 6〜7 分加熱する。クルミとバナナを飾り、温かいうちにお召し上がりください。どうぞお召し上がりください！

## 子供に優しいシリアル

*(約 15 分でできあがり | 5 人分)*

1 食あたり: カロリー: 203; 脂肪: 2.7g; 炭水化物: 39.7g; タンパク質：4.4g

材料

スペルト小麦 1.5 カップ

小さじ 1/2 のベーキングパウダー

小さじ 1 杯のシナモン

小さじ 1/2 のカルダモン

クローブ 小さじ 1/4

ブラウンシュガー 1/2 カップ

アーモンドミルク 1/3 カップ

溶かしたココナッツオイル 小さじ 2

*方向*

オーブンを華氏 350 度に予熱することから始めます。

ミキシングボウルで、すべての乾燥成分をよく混ぜます。牛乳とココナッツオイルを少しずつ入れてよく混ぜます。

絞り袋に生地を詰める。次に、1/4 インチのボールを羊皮紙で裏打ちされた天板に絞ります。

予熱したオーブンで約 13 分焼きます。お好みの植物性ミルクと一緒にお召し上がりください。

密閉容器で約 1 ヶ月保存可能。どうぞお召し上がりください！

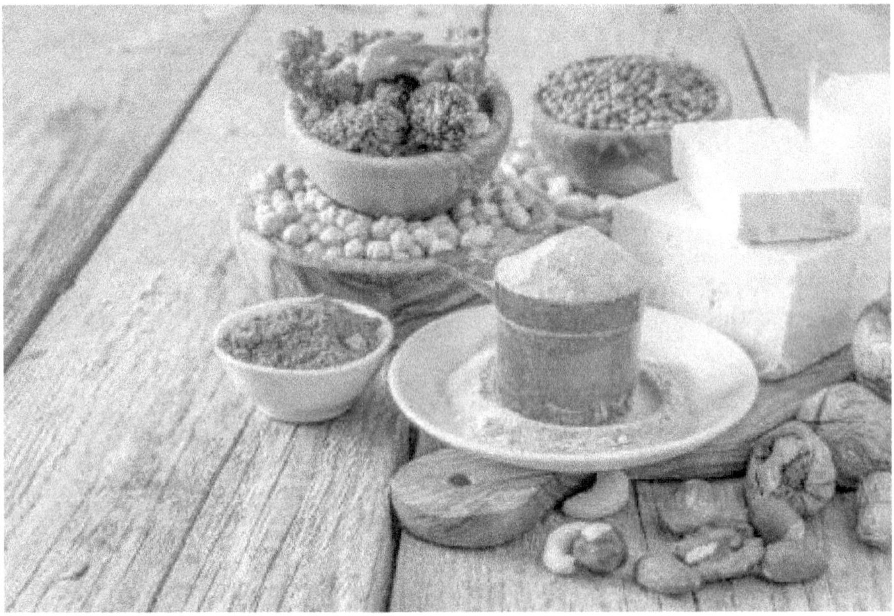

## 定番の朝食ブリトー

*(約 15 分で出来上がり | 4 人分)*

1 食あたり: カロリー: 593; 脂肪: 23.7g; 炭水化物: 71.7g; タンパク質：30.4g

*材料*

オリーブオイル 大さじ 1

16 オンスの豆腐、プレス

4 (6 インチ) 全粒小麦のトルティーヤ

水気を切った缶詰のひよこ豆 1 ½ カップ

中くらいのアボカド 1 個、種を取り、スライスする

レモン汁 大さじ 1

にんにく 小さじ 1

2 ピーマン、スライス

海塩と粗びき黒こしょう 適宜

赤唐辛子フレーク 小さじ 1/2

*方向*

フライパンにオリーブオイルを中火で熱します。火が通ったら豆腐を加え、ときどき混ぜながら均一に火が通るように 10 分ほど煮る。

揚げ豆腐を温めたトルティーヤに分けます。残りの材料をトルティーヤにのせ、丸めてすぐに出します。

どうぞお召し上がりください！

## 自家製トーストクランチ

*(約 15 分で出来上がり | 8 人分)*

1 食あたり: カロリー: 330; 脂肪: 25.7g; 炭水化物: 24.7g; タンパク質：4.8g

*材料*

アーモンド粉 1 カップ

ココナッツ粉 1 カップ

中力粉 1/2 カップ

砂糖 1 カップ

コーシャーソルト 小さじ 1

小さじ 1 杯のカルダモン

すりおろしたナツメグ 小さじ 1/4

シナモン 大さじ 1

亜麻仁 大さじ 3

溶かしたココナッツオイル 1/2 カップ

ココナッツミルク 大さじ 8

*方向*

オーブンを華氏 340 度に予熱することから始めます。ミキシングボウルで、すべての乾燥成分を完全に混ぜます。

油と牛乳を徐々に注ぎます。混ぜてよく混ぜます。

生地をボール状に成形し、2 枚のベーキングペーパーの間に広げます。小さめの四角に切り、気泡が入らないようにフォークで刺す。

予熱したオーブンで約 15 分焼きます。冷めてもサクサク。どうぞお召し上がりください！

## 秋のシナモンとアップルのオートミール カップ

*(約 30 分でできあがり | 9 人分)*

1 食あたり: カロリー: 232; 脂肪: 7.1g; 炭水化物: 36.3g; タンパク質：7.1g

*材料*

昔ながらのオーツ麦 2 カップ

小さじ 1/2 のベーキングパウダー

小さじ 1 杯のシナモン

すりおろしたナツメグ 小さじ 1/4

小さじ 1/4 の海塩

アーモンドミルク 1 カップ

アガベシロップ 1/4 カップ

アップルソース 1/2 カップ

ココナッツオイル 大さじ 2

ピーナッツバター 大さじ 2

チアシード大さじ1

リンゴ1個（芯を取り、さいの目切りにする）

*方向*

オーブンを華氏 360 度に予熱することから始めます。マフィン型に焦げ付き防止油を吹きかけます。

ミキシングボウルで、りんご以外のすべての材料をよく混ぜます。

りんごを折り込み、用意したマフィン型に生地をこすり落とします。

マフィンを約 25 分間、またはつまようじが乾いてきれいになるまで焼きます。どうぞお召し上がりください！

## スパイシー野菜とひよこ豆の豆腐スクランブル

*(約 15 分で出来上がり | 2 人分)*

1 食あたり: カロリー: 422; 脂肪: 23.8g; 炭水化物: 33g; タンパク質：25.3g

*材料*

油 大さじ 2

ピーマン 1 個、種を取り、スライスする

ねぎ 大さじ 2（みじん切り）

スライスした 6 オンスのクレミニマッシュルーム

にんにく 小さじ 1/2

ハラペーニョのコショウ 1 個、種を取り、みじん切りにする

木綿豆腐 6 オンス

ニュートリショナルイースト 大さじ 1

ターメリックパウダー 小さじ 1/4

カラナマックと粗びき黒こしょう（お好みで）

水気を切った 6 オンスのひよこ豆

*方向*

焦げ付き防止のフライパンにオリーブオイルを中火で熱します。ピーマンが熱くなったら、2 分ほど炒めます。

ネギとマッシュルームを加え、さらに 3 分間、またはマッシュルームから水分が出るまで調理します。

次ににんにく、ハラペーニョ、豆腐を加えてさらに 5 分ほど煮込み、豆腐をフォークで崩します。

栄養酵母フレーク、ターメリック、塩、コショウ、ひよこ豆を加えます。さらに 2 分間、または完全に調理されるまで煮込み続けます. どうぞお召し上がりください！

## プルーン入りココナッツグラノーラ

*(約 1 時間で出来上がり | 10 人分)*

1 食あたり: カロリー: 420; 脂肪: 15.2g; 炭水化物: 64.3g; タンパク質：11.6g

*材料*

ココナッツオイル 1/3 カップ

メープルシロップ 1/2 カップ

小さじ 1 杯の海塩

すりおろしたナツメグ 小さじ 1/4

小さじ 1/2 のシナモンパウダー

バニラエッセンス 小さじ 1/2

昔ながらのオート麦 4 カップ

刻んだアーモンド 1/2 カップ

刻んだピーカン 1/2 カップ

すりおろしたココナッツ 1/2 個

みじん切りのプルーン 1 カップ

*方向*

オーブンを華氏 260 度に予熱することから始めます。2 つの縁付きベーキング トレイに羊皮紙を並べます。

次に、ココナッツ オイル、メープル シロップ、塩、ナツメグ、シナモン、バニラをよく混ぜます。

オート麦、アーモンド、ピーカン、ココナッツを徐々に加えます。よくコーティングするために投げます。

準備した天板に混合物を広げます。

オーブンの中央で、調理の途中で約 1 時間、またはきつね色になるまで焼きます。

プルーンをかき混ぜて、保存する前にグラノーラを完全に冷まします。気密容器に保管してください。

どうぞお召し上がりください！

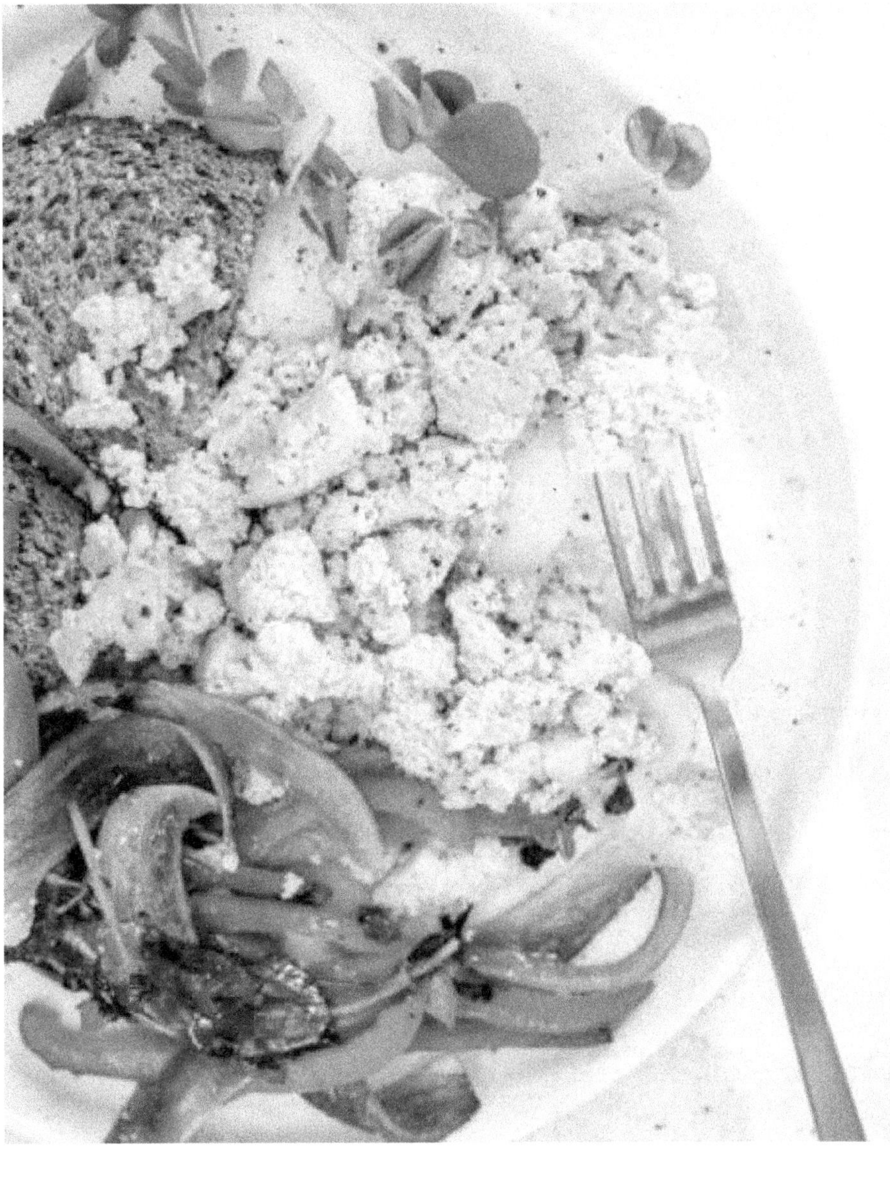

## ヨーグルト キャロット グリドル パイ

*(約 25 分で出来上がり | 4 人分)*

1 食あたり: カロリー: 254; 脂肪: 13.1g; 炭水化物: 34g; タンパク質：3.4g

*材料*

オートミール 1/2 カップ

小さじ 1/2 のベーキングパウダー

ココナッツシュガー 小さじ 1

オールスパイス 小さじ 1/4

バニラエッセンス 小さじ 1/4

大にんじん 1 本、皮をむいてすりおろす

つぶしたバナナ 1 カップ

ココナッツヨーグルト 1/2 カップ

ココナッツオイル 小さじ 4（室温）

粉砂糖 大さじ 4

小さじ 1 杯の挽いたシナモン

*方向*

ミキシング ボウルで、小麦粉、ベーキング パウダー、ココナッツ シュガー、挽いたオールスパイス、バニラをよく混ぜ合わせます。

にんじん、バナナ、ココナッツヨーグルトを徐々に加えます。

電気グリドルを中火で熱し、ココナッツオイルを軽く塗ります。

予熱した天板に生地の約 1/4 をスプーンでのせます。泡ができるまで約 3 分間ケーキを焼きます。ひっくり返し、裏面も 3 分ほど焼き色がつくまで焼く。

残りの油とバッターで繰り返します。小さなボウルに、粉砂糖と挽いたシナモンを混ぜます。

各天板ケーキにシナモンシュガーをふりかけ、温かいうちにサーブします。楽しんでいます！

## 生朝プリン

*(約 10 分+冷まし時間で出来上がり | 3 人分)*

1 食あたり: カロリー: 364; 脂肪: 10.5g; 炭水化物: 61.4g; たんぱく質：9g

*材料*

アーモンドミルク 2½カップ

アガベシロップ 大さじ 3

バニラエッセンス 小さじ 1/2

ひとつまみの塩フレーク

すりおろしたナツメグ ひとつまみ

小さじ 1/4 の地上カルダモン

1/4 tsp 結晶化したショウガ

インスタントオーツ 1/2 カップ

チアシード 1/2 カップ

*方向*

牛乳、アガベシロップ、スパイスをボウルに入れ、よく混ぜます。

インスタントオートミールとチアシードを入れ、よく混ぜます。混合物を 3 つの瓶にスプーンで入れ、蓋をして一晩冷蔵します。

当日、スプーンでかき混ぜてお召し上がりください。どうぞお召し上がりください！

## ベイクドアップルパイ オートミール

*(約 45 分で出来上がり | 5 人分)*

1 食あたり: カロリー: 345; 脂肪: 12g; 炭水化物: 51.4g; たんぱく質 : 10.8g

*材料*

昔ながらのオーツ麦 1 ½ カップ

小さじ 1/2 のシナモン

すりおろしたナツメグ 小さじ 1/4

クローブ 小さじ 1/4

小さじ 1/4 の海塩

オーツミルク 1 カップ

缶詰アップルソース 1/2 カップ

アガベシロップ 1/4 カップ

チアシード 大さじ 1

ココナッツオイル 大さじ 1

小さじ 1/2 のアーモンドエキス

クルミ 1/3 カップ、みじん切り

*方向*

オーブンを華氏 370 度に予熱することから始めます。キャセロール皿に焦げ付き防止の調理スプレーを吹き付けます。

ミキシングボウルで、よく混ざるまですべての材料をよく混ぜます。

次に、準備したキャセロール皿にオートミールの混合物をスプーンで入れます。

予熱したオーブンで約 35 分、中心が固まるまで焼きます。スライスして提供する前に、10 分間冷やしてください。どうぞお召し上がりください！

スパイシーな冬のファッロ スープ

*(約 30 分でできあがり | 4 人分)*

1 食あたり: カロリー: 298; 脂肪: 8.9g; 炭水化物: 44.6g; タンパク質：11.7g

*材料*

オリーブオイル 大さじ 2

細切りネギ 1 本

中かぶ 1 切れ

イタリア産ピーマン 2 個、種を取り、みじん切りにする

細かく刻んだハラペーニョペッパー1 個

じゃがいも 2 個（皮をむいてさいの目に切る）

野菜ストック 4 カップ

1 カップのファロ、すすぎ

にんにく 小さじ 1/2

ターメリックパウダー 小さじ 1/2

ローリエ 1 枚

みじん切りほうれん草 2 カップ

*方向*

厚手の鍋にオリーブオイルを中火で熱します。ネギ、カブ、ピーマン、じゃがいもをカリカリになるまで約 5 分間炒めます。

野菜ストック、ファロ、にんにく顆粒、ターメリック、月桂樹の葉を加えます。沸騰させます。

すぐに火にかけて沸騰させます。約 25 分間、またはファッロとジャガイモが柔らかくなるまで調理します.

ほうれん草を加え、鍋を火から下ろします。ほうれん草がしんなりするまで余熱で放置します。どうぞお召し上がりください！

## レインボーひよこ豆のサラダ

*(約 30 分でできあがり | 4 人分)*

1 食あたり: カロリー: 378; 脂肪: 24g; 炭水化物: 34.2g; タンパク質：10.1g

*材料*

水気を切った 16 オンスの缶詰ひよこ豆

中サイズのアボカド 1 個、スライス

ピーマン 1 個、種を取り、スライスする

スライスした大きなトマト 1 個

きゅうり 2 本

赤玉ねぎ 1 個、みじん切り

にんにく 小さじ 1/2

みじん切りの新鮮なパセリ 1/4 カップ

オリーブオイル 1/4 カップ

アップルサイダービネガー 大さじ 2

絞りたてのライム 1/2 個

海塩と粗びき黒こしょう 適宜

*方向*

サラダボウルにすべての材料を入れます。

サービングする前にサラダを約 1 時間冷蔵してください.

どうぞお召し上がりください！

## 地中海風レンズ豆のサラダ

*(約 20 分+冷まし時間で出来上がり | 5 人分)*

1 食あたり: カロリー: 348; 脂肪: 15g; 炭水化物: 41.6g; たんぱく質：15.8g

*材料*

洗った赤レンズ豆 1 ½カップ

デリマスタード 小さじ 1

絞りたてのレモン 1/2 個

たまりソース 大さじ 2

ねぎ 2 本、みじん切り

エクストラバージンオリーブオイル 1/4 カップ

みじん切りにしたにんにく 2 かけ

バターレタス 1 カップ、一口大にちぎる

新鮮なパセリのみじん切り 大さじ 2

細かく刻んだ新鮮なコリアンダー 大さじ 2

小さじ 1 杯のフレッシュバジル

小さじ 1 杯の新鮮なオレガノ

半分に切ったチェリー トマト 1 ½ カップ

3 オンスのカラマタ オリーブ、種を取り半分に切る

*方向*

大きな鍋に、水 4½カップと赤レンズ豆を入れて沸騰させます。

すぐに火をつけて沸騰させ、レンズ豆を約 15 分間、または柔らかくなるまで調理します。水気を切り、完全に冷まします。

レンズ豆をサラダボウルに移します。レンズ豆を残りの材料とよく混ぜ合わせます。

冷やして、または室温でお召し上がりください。どうぞお召し上がりください！

## 焼きアスパラガスとアボカドのサラダ

*(約20 分+冷まし時間で出来上がり | 4 人分)*

1 食あたり: カロリー: 378; 脂肪: 33.2g; 炭水化物: 18.6g; タンパク質：7.8g

*材料*

1 ポンドのアスパラガス、皮をむき、一口大に切る

白ねぎ 1 個（みじん切り）

みじん切りにしたにんにく 2 かけ

スライスしたローマトマト 1 個

オリーブオイル 1/4 カップ

バルサミコ酢 1/4 カップ

石臼挽きマスタード 大さじ 1

新鮮なパセリのみじん切り 大さじ 2

細かく刻んだ新鮮なコリアンダー 大さじ 1

みじん切りにしたフレッシュバジル 大さじ 1

海塩と粗びき黒こしょう 適宜

小さなアボカド 1 個、種を取りさいの目切りにする

粗く刻んだ松の実 1/2 カップ

*方向*

オーブンを華氏 420 度に予熱することから始めます。

アスパラガスにオリーブオイル大さじ 1 をまぶし、ベーキングペーパーを敷いた天板に並べる。

均一に火が通るようにフライパンを 1～2 回ひっくり返しながら約 15 分焼きます。完全に冷ましてサラダボウルに入れます。

アスパラガスを野菜、オリーブオイル、ビネガー、マスタード、スパイスと混ぜます。塩とコショウの味。

混ぜ合わせ、アボカドと松の実をトッピングします。どうぞお召し上がりください！

## インゲンと松の実のサラダ

*(約 10 分+冷まし時間で出来上がり | 5 人分)*

1 食あたり: カロリー: 308; 脂肪: 26.2g; 炭水化物: 16.6g; タンパク質：5.8g

*材料*

1 1/2 ポンドのサヤインゲン、トリミング

さいの目に切った中型トマト 2 個

2 ピーマン、種を取り、さいの目に切った

エシャロット 大さじ 4（みじん切り）

粗く刻んだ松の実 1/2 カップ

ビーガンマヨネーズ 1/2 カップ

デリマスタード 大さじ 1

みじん切りにしたフレッシュバジル 大さじ 2

新鮮なパセリのみじん切り 大さじ 2

砕いた赤唐辛子フレーク 小さじ 1/2

海塩と挽きたての黒胡椒で味を調える

*方向*

さやいんげんを塩水を入れた大きな鍋でちょうど柔らかくなるまで、または約 2 分間調理します。

豆を完全に冷ます。次に、それらをサラダボウルに移します。豆を他の材料と混ぜます。

味見をして、調味料を調整してください。どうぞお召し上がりください！

# ケール入りカネリーニ豆のスープ

*(約 25 分で出来上がり | 5 人分)*

1 食あたり: カロリー: 188; 脂肪: 4.7g; 炭水化物: 24.5g; タンパク質：11.1g

*材料*

オリーブオイル 大さじ 1

生姜 小さじ 1/2、細かく刻む

クミンシード 小さじ 1/2

赤玉ねぎ 1 個、みじん切り

にんじん 1 本、皮をむいてみじん切りにする

1 パースニップ、皮をむいてみじん切りにする

みじん切りにしたにんにく 2 かけ

野菜ストック 5 カップ

12 オンスのカネリーニ豆、水気を切った

ケール2カップ

海塩と粗びき黒こしょう 適宜

*方向*

厚手の鍋にオリーブを中火で熱します。しょうがとクミンを約1分間炒めます。

タマネギ、ニンジン、パースニップを追加します。さらに3分間、または野菜が柔らかくなるまで煮込みます。

にんにくを加え、さらに1分間、または香りが出るまで加熱します。

次に野菜スープを入れて沸騰させます。すぐに火にかけ、10分ほど煮込みます。

カネリーニ豆とケールを入れます。ケールが縮み、すべてが加熱されるまで煮続けます。塩こしょうで味を調えます。

個々のボウルにスプーンで入れ、温かいうちにお召し上がりください。どうぞお召し上がりください！

## .香ばしいキノコのクリームスープ

*(約15分でできあがり|5人分)*

1 食あたり: カロリー: 308; 脂肪: 25.5g; 炭水化物: 11.8g; タンパク質：11.6g

*材料*

大豆バター 大さじ 2

みじん切りの大きなエシャロット 1 個

スライスしたクレミニ マッシュルーム 20 オンス

みじん切りにしたにんにく 2 かけ

亜麻仁粉 大さじ 4

野菜ストック 5 カップ

全脂肪ココナッツミルク 1 1/3 カップ

ローリエ 1 枚

海塩と粗びき黒こしょう 適宜

*方向*

ビーガンバターを中火でスープ鍋に溶かします。エシャロットが熱くなったら、エシャロットが柔らかく香ばしくなるまで約 3 分間調理します。

きのことにんにくを加え、きのこがしんなりするまで炒める。亜麻仁粉を加え、さらに 1 分ほど煮る。

残りの成分を追加します。蓋をして弱火にし、スープが少しとろみがつくまでさらに 5～6 分煮る。

どうぞお召し上がりください！

## 本場イタリアのパンツァネッラサラダ

*(約 35 分で出来上がり | 3 人分)*

1 食あたり: カロリー: 334; 脂肪: 20.4g; 炭水化物: 33.3g; たんぱく質：8.3g

*材料*

3 カップの職人のパン、1 インチの立方体に分割

3/4 ポンドのアスパラガス、トリミングして一口大に切る

エキストラバージンオリーブオイル 大さじ 4

赤玉ねぎ 1 個、みじん切り

フレッシュライムジュース 大さじ 2

デリマスタード 小さじ 1

中型のエアルーム トマト 2 個、さいの目に切った

ルッコラ 2 カップ

ベビーほうれん草 2 カップ

イタリア産ピーマン 2 個、種を取りスライスする

海塩と粗びき黒こしょう 適宜

*方向*

パーチメント紙を敷いたベーキングトレイにパンの立方体を置きます。予熱したオーブンで華氏 310 度で約 20 分間焼き、焼き時間中に天板を 2 回回転させます。予約する。

オーブンを華氏 420 度に設定し、アスパラガスに大さじ 1 のオリーブオイルをまぶします。アスパラガスを約 15 分間、またはカリカリになるまでローストします。

残りの材料をサラダボウルに入れます。ローストしたアスパラガスとトーストしたパンをのせます。

どうぞお召し上がりください！

## キヌアと黒豆のサラダ

*(約15 分+冷まし時間で出来上がり | 4 人分)*

1 食あたり: カロリー: 433; 脂肪: 17.3g; 炭水化物: 57g; タンパク質：15.1g

*材料*

2 カップの水

1 カップのキノア、すすぎ

16 オンスの黒豆の缶詰、水気を切った

スライスしたローマトマト 2 個

赤玉ねぎ 1 個、薄切り

きゅうり 1 本、種を取り、みじん切りにする

つぶした、またはみじん切りにしたにんにく 2 片

イタリア産ピーマン 2 個、種を取りスライスする

新鮮なパセリのみじん切り 大さじ 2

細かく刻んだ新鮮なコリアンダー 大さじ 2

オリーブオイル 1/4 カップ

絞りたてのレモン 1 個

りんご酢 大さじ 1

乾燥ディルウィード 小さじ 1/2

乾燥オレガノ 小さじ 1/2

海塩と粗びき黒こしょう（お好みで）

*方向*

鍋に水とキヌアを入れて沸騰させる。すぐに火にかけて沸騰させます。

キノアがすべての水を吸収するまで約 13 分間煮ます。キヌアをフォークでほぐし、完全に冷ます。次にキノアをサラダボウルに移します。

残りの材料をサラダボウルに入れ、よく混ぜ合わせます。どうぞお召し上がりください！

## ハーブたっぷりブルグルの濃厚サラダ

*(約20 分+冷まし時間で出来上がり | 4 人分)*

1 食あたり: カロリー: 408; 脂肪: 18.3g; 炭水化物: 51.8g; タンパク質：13.1g

*材料*

2 カップの水

ブルグル 1 カップ

水気を切った 12 オンスの缶詰ひよこ豆

ペルシャキュウリ 1 本（薄くスライス）

ピーマン 2 個、種を取り、薄切りにする

1 ハラペーニョのコショウ、種を取り、薄くスライス

スライスしたローマトマト 2 個

玉ねぎ 1 個、薄切り

みじん切りにしたフレッシュバジル 大さじ 2

新鮮なパセリのみじん切り 大さじ 2

細かく刻んだフレッシュミント 大さじ 2

細かく刻んだ新鮮なチャイブ 大さじ 2

オリーブオイル 大さじ 4

バルサミコ酢 大さじ 1

レモン汁 大さじ 1

小さじ 1 杯の新鮮なニンニク、砕いた

海塩と挽きたての黒胡椒で味を調える

ニュートリショナルイースト 大さじ 2

スライスしたカラマタ オリーブ 1/2 カップ

*方向*

鍋に水とブルグルを入れて沸騰させます。すぐに沸騰させ、約 20 分間、またはブルグルが柔らかくなり、水がほとんど吸収されるまで調理します. フォークで毛羽立ち、大きな天板に広げて冷まします。

ブルグルをサラダボウルに入れ、続いてひよこ豆、きゅうり、ピーマン、トマト、玉ねぎ、バジル、パセリ、ミント、チャイブを入れます。

小さなミキシング ボウルで、オリーブ オイル、バルサミコ酢、レモン汁、にんにく、塩、黒胡椒を泡だて器で混ぜます。サラダを作って一緒に和えます。

ニュートリショナルイーストをふりかけ、オリーブを飾り、室温でサーブします。どうぞお召し上がりください！

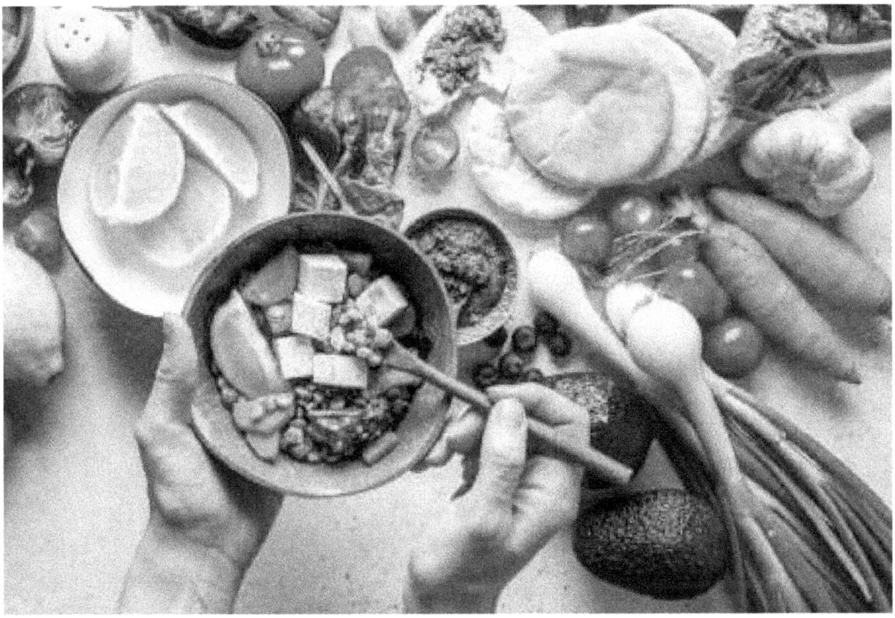

## 定番のローストペッパーサラダ

*(約 15 分+冷やす時間で出来上がり | 3 人分)*

1 食あたり: カロリー: 178; 脂肪: 14.4g; 炭水化物: 11.8g; タンパク質 : 2.4g

*材料*

ピーマン 6 個

エキストラバージンオリーブオイル 大さじ 3

赤ワインビネガー 小さじ 3

細かく刻んだにんにく 3 片

新鮮なパセリのみじん切り 大さじ 2

海塩と挽きたての黒胡椒で味を調える

赤唐辛子フレーク 小さじ 1/2

粗く刻んだ松の実 大さじ 6

*方向*

ピーマンを羊皮紙で裏打ちされた天板で約 10 分間ローストし、調理の途中で鍋を回して、すべての面が焦げるまで焼きます.

次に、ピーマンをラップで覆い、蒸します。皮、種、芯は捨てる。

ピーマンを細切りにし、他の材料と混ぜます。提供する準備が整うまで冷蔵します。どうぞお召し上がりください！

## 風味豊かな冬のキノア スープ

*(約 25 分で出来上がり | 4 人分)*

1 食あたり: カロリー: 328; 脂肪: 11.1g; 炭水化物: 44.1g; たんぱく質：13.3g

*材料*

オリーブオイル 大さじ 2

玉ねぎ 1 個、みじん切り

にんじん 2 本（皮をむいてみじん切り）

1 パースニップ、細かく刻んだ

みじん切りにしたセロリの茎 1 本

黄色のスカッシュ 1 カップ、みじん切り

つぶしたまたはみじん切りにしたにんにく 4 片

ローストベジタブルストック 4 カップ

つぶした中型トマト 2 個

キヌア 1 カップ

海塩と粗びき黒こしょう 適宜

ローリエ 1 枚

スイスチャード 2 カップ

みじん切りにしたイタリアンパセリ 大さじ 2

*方向*

厚手の鍋にオリーブを中火で熱します。タマネギ、ニンジン、パースニップ、セロリ、イエロー スカッシュを約 3 分間、または野菜に火が通るまで炒めます。

にんにくを加え、さらに 1 分間、または香りが出るまで加熱します。

次に、野菜ストック、トマト、キノア、塩、コショウ、ベイリーフをかき混ぜます。沸騰させる。すぐに火を弱め、13 分加熱する。

スイスチャードを折ります。フダンソウがしおれるまで煮続けます。

個々のボウルにスプーンで入れ、新鮮なパセリを添えて提供します. どうぞお召し上がりください！

## グリーンレンズ豆のサラダ

*(約 20 分+冷まし時間で出来上がり | 5 人分)*

1 食あたり: カロリー: 349; 脂肪: 15.1g; 炭水化物: 40.9g; タンパク質：15.4g

*材料*

緑レンズ豆 1 1/2 カップ、すすぐ

ルッコラ 2 カップ

ロメインレタス 2 カップ

ベビーほうれん草 1 カップ

みじん切りにしたフレッシュバジル 1/4 カップ

エシャロット 1/2 カップ、みじん切り

細かく刻んだにんにく 2 片

1/4 カップの油を詰めた天日干しトマトをすすぎ、みじん切りにする

エクストラバージンオリーブオイル 大さじ 5

新鮮なレモン汁 大さじ 3

海塩と粗びき黒こしょう 適宜

*方向*

大きな鍋に、4½カップの水と赤レンズ豆を入れて沸騰させます。

すぐに火にかけ、レンズ豆をさらに 15 ～ 17 分間、またはやわらかくなるまで煮ます。水気を切り、完全に冷まします。

レンズ豆をサラダボウルに移します。レンズ豆を残りの材料とよく混ぜ合わせます。

冷やして、または室温でお召し上がりください。どうぞお召し上がりください！

## . どんぐりカボチャ、ひよこ豆、クスクスのスープ

*(約 20 分でできあがり | 4 人分)*

1 食あたり: カロリー: 378; 脂肪: 11g; 炭水化物: 60.1g; タンパク質：10.9g

*材料*

オリーブオイル 大さじ 2

エシャロット 1 個（みじん切り）

にんじん 1 本、皮をむいてみじん切りにする

どんぐりスカッシュ 2 カップ、みじん切り

細かく刻んだセロリの茎 1 本

にんにく 小さじ 1

細かく刻んだ乾燥ローズマリー 小さじ 1

細かく刻んだ乾燥タイム 小さじ 1

オニオン クリーム スープ 2 カップ

2 カップの水

ドライクスクス 1 カップ

海塩と粗びき黒こしょう 適宜

赤唐辛子フレーク 小さじ 1/2

水気を切った 6 オンスの缶詰ひよこ豆

新鮮なレモン汁 大さじ 2

*方向*

厚手の鍋にオリーブを中火で熱します。エシャロット、ニンジン、どんぐりカボチャ、セロリを約 3 分間、または野菜が柔らかくなるまで炒めます.

にんにく、ローズマリー、タイムを加え、香りが出るまでさらに 1 分加熱します。

次に、スープ、水、クスクス、塩、黒コショウ、赤唐辛子のフレークをかき混ぜます。沸騰させる。すぐに火にかけ、12 分煮込みます。

缶詰のひよこ豆を入れます。加熱されるまで、または約 5 分以上煮込み続けます。

スプーンでそれぞれのボウルに入れ、レモン汁を上からかけます。どうぞお召し上がりください！

## . ガーリッククロスティーニのキャベツスープ

*(約 1 時間で出来上がり | 4 人分)*

1 食あたり: カロリー: 408; 脂肪: 23.1g; 炭水化物: 37.6g; たんぱく質：11.8g

*材料*

スープ：

オリーブオイル 大さじ 2

中ネギ 1 本、細かく刻む

カブ 1 カップ、みじん切り

1 パースニップ、細かく刻んだ

スライスしたにんじん 1 本

千切りキャベツ 2 カップ

細かく刻んだにんにく 2 片

野菜ストック 4 カップ

月桂樹の葉 2 枚

海塩と粗びき黒こしょう 適宜

クミンシード 小さじ 1/4

マスタードシード 小さじ 1/2

乾燥バジル 小さじ 1

2 トマト、ピューレ

クロスティーニ：

バゲット 8 切れ

にんにく 2 個

エキストラバージンオリーブオイル 大さじ 4

*方向*

スープ鍋にオリーブ大さじ 2 を中火で熱します。ネギ、カブ、パースニップ、ニンジンを約 4 分間、または野菜がカリカリになるまで炒めます.

にんにくとキャベツを加え、香りが出るまでさらに 1 分加熱します。

次に、野菜のストック、月桂樹の葉、塩、黒コショウ、クミンの種、マスタードの種、乾燥バジル、トマトのピューレをかき混ぜます。沸騰させる。すぐに火を弱め、20 分ほど蒸らします。

その間に、オーブンを華氏 375 度に予熱します。次に、ニンニクとバゲットのスライスを約 15 分間ローストします。オーブンからクロスティーニを取り出します。

にんにくをさらに 45 分間、または柔らかくなるまで調理し続けます。にんにくを冷ます。

次に、鋭い鋸歯状のナイフでニンニクの各頭をスライスして、すべてのクローブを分離します.

ローストしたニンニクのクローブを皮から絞ります。にんにくの果肉をエキストラバージン オリーブ オイル大さじ 4 でマッシュします。

ローストガーリック混合物をクロスティーニの上に均等に広げます。温かいスープと一緒にお召し上がりください。どうぞお召し上がりください！

## 緑豆のクリームスープ

*(約 35 分で出来上がり | 4 人分)*

1 食あたり: カロリー: 410; 脂肪: 19.6g; 炭水化物: 50.6g; たんぱく質：13.3g

*材料*

ごま油 大さじ 1

玉ねぎ 1 個、みじん切り

ピーマン 1 個、種を取り、みじん切りにする

あずき色のじゃがいも 2 個（皮をむいてさいの目に切る）

にんにく 2 片（みじん切り）

野菜ストック 4 カップ

1 ポンドのサヤインゲン、トリミング

海塩と粗びき黒こしょう 適宜

全脂肪ココナッツミルク 1 カップ

*方向*

厚手の鍋にゴマを中火で熱します。玉ねぎ、ピーマン、じゃがいもを約 5 分間炒め、定期的にかき混ぜます。

にんにくを加え、さらに 1 分または香りが出るまで炒める。

次に、野菜のストック、インゲン、塩、黒胡椒をかき混ぜます。沸騰させる。すぐに火を弱め、20 分間調理します。

クリーミーで均一になるまで、イマージョンブレンダーでサヤインゲンの混合物をピューレにします。

ピューレ状の混合物を鍋に戻します。ココナッツ ミルクを入れて、さらに 5 分ほど加熱するまで煮ます。

個々のボウルにスプーンで入れ、温かいうちにお召し上がりください。どうぞお召し上がりください！

# 伝統的なフランスのオニオン スープ

*(約 1 時間 30 分で出来上がり | 4 人分)*

1 食あたり: カロリー: 129; 脂肪: 8.6g; 炭水化物: 7.4g; たんぱく質：6.3g

*材料*

オリーブオイル 大さじ 2

薄切りの大きな黄玉ねぎ 2 個

細かく刻んだタイム 2 小枝

細かく刻んだローズマリー 2 枝

バルサミコ酢 小さじ 2

野菜ストック 4 カップ

海塩と粗びき黒こしょう 適宜

*方向*

ダッチオーブンでオリーブオイルを中火で加熱します。タマネギをタイム、ローズマリー、小さじ 1 杯の海塩で約 2 分間調理します。

火を中火にし、玉ねぎがカラメルになるまで、または約 50 分間調理を続けます.

バルサミコ酢を加えてさらに 15 合炊きます。だし汁、塩、黒こしょうを加えて 20～25 分煮る。

トーストしたパンと一緒に召し上がれ！

## . ローストキャロットスープ

*(約 50 分で出来上がり | 4 人分)*

1 食あたり: カロリー: 264; 脂肪: 18.6g; 炭水化物: 20.1g; タンパク質：7.4g

*材料*

1 1/2 ポンドのニンジン

オリーブオイル 大さじ 4

1 黄玉ねぎ、みじん切り

みじん切りにしたにんにく 2 かけ

小さじ 1/3 の挽いたクミン

塩、白こしょう お好みで

ターメリックパウダー 小さじ 1/2

野菜ストック 4 カップ

レモン汁 小さじ 2

粗みじん切りにした新鮮なコリアンダー 大さじ 2

*方向*

オーブンを華氏 400 度に予熱することから始めます。羊皮紙で裏打ちされた大きな天板にニンジンを置きます。にんじんを大さじ 2 杯のオリーブオイルと混ぜます。

にんじんを約 35 分間、または柔らかくなるまでローストします。

厚手の鍋に残りのオリーブオイル大さじ 2 を熱します。玉ねぎとにんにくを約 3 分間、または香りが出るまで炒めます。

クミン、塩、コショウ、ターメリック、野菜ストック、ローストしたニンジンを加えます。さらに 12 分間煮込み続けます。

ハンドブレンダーでスープをピューレにします。スープにレモン汁をかけ、新鮮なコリアンダーの葉を添えて召し上がれ。どうぞお召し上がりください！

## イタリアンペンネパスタサラダ

*(約 15 分+冷やす時間で出来上がり | 3 人分)*

1 食あたり: カロリー: 614; 脂肪: 18.1g; 炭水化物: 101g; タンパク質：15.4g

*材料*

9 オンスのペンネパスタ

水気を切ったカネリーニ豆の缶詰 9 オンス

薄切り玉ねぎ 1 個

1/3 カップのニソワーズ オリーブ（種を取り、スライスしたもの)

イタリア産ピーマン 2 切れ

半分に切ったミニトマト 1 カップ

ルッコラ 3 カップ

ドレッシング：

エキストラバージンオリーブオイル 大さじ 3

レモンの皮 小さじ 1

にんにく 小さじ 1

バルサミコ酢 大さじ 3

イタリアンスパイスミックス 小さじ 1

海塩と粗びき黒こしょう 適宜

*方向*

ペンネパスタを袋の表示通りに茹でる。パスタをゆで、すすぐ。完全に冷めてからサラダボウルに移します。

次に、豆、玉ねぎ、オリーブ、ピーマン、トマト、ルッコラをサラダ ボウルに追加します。

よく混ざるまで、すべてのドレッシングの材料を混ぜます。サラダを作り、よく冷やしてお召し上がりください。どうぞお召し上がりください！

## インドのチャナチャートサラダ

*(約 45 分+冷却時間で出来上がり | 4 人分)*

1 食あたり: カロリー: 604; 脂肪: 23.1g; 炭水化物: 80g; タンパク質：25.3g

*材料*

一晩浸した乾燥ひよこ豆 1 ポンド

さいの目に切ったサンマルツァーノ トマト 2 個

スライスしたペルシャキュウリ 1 本

玉ねぎ 1 個、みじん切り

1 ピーマン、種を取り、薄くスライス

青唐辛子 1 本（種を取り薄切り）

ほうれん草 2 握り

カシミールチリパウダー 小さじ 1/2

細かく刻んだカレーリーフ 4 枚

チャートマサラ 大さじ 1

フレッシュレモン汁 大さじ 2、またはお好みで

オリーブオイル 大さじ 4

アガベシロップ 小さじ 1

マスタードシード 小さじ 1/2

コリアンダーシード 小さじ 1/2

ゴマ 大さじ 2 杯、軽く煎る

粗みじん切りにした新鮮なコリアンダー 大さじ 2

*方向*

ひよこ豆の水気を切り、大きな鍋に入れます。ひよこ豆は 5cm ほど水をかぶせて沸騰させます。

すぐに火にかけて沸騰させ、約 40 分煮込みます。

ひよこ豆をトマト、きゅうり、玉ねぎ、ピーマン、ほうれん草、チリパウダー、カレーリーフ、チャートマサラと混ぜます。

小さなミキシング ボウルに、レモン汁、オリーブ オイル、アガベ シロップ、マスタード シード、コリアンダー シードをよく混ぜます。

ごまと新鮮なコリアンダーを飾ります。どうぞお召し上がりください！

## タイ風テンペとヌードルのサラダ

*(約 45 分で出来上がり | 3 人分)*

1 食あたり: カロリー: 494; 脂肪: 14.5g; 炭水化物: 75g; タンパク質：18.7g

*材料*

6 オンスのテンペ

米酢 大さじ 4

醤油 大さじ 4

みじん切りにしたにんにく 2 かけ

絞りたてのライム 1 個

5 オンスのビーフン

にんじん1本、千切り

エシャロット1個（みじん切り）

白菜3握り、薄切り

細かく裂いたケール3握り

1ピーマン、種を取り、薄くスライス

細かく刻んだバーズアイチリ1本

ピーナッツバター1/4カップ

アガベシロップ大さじ2

*方向*

テンペ、大さじ2の米酢、醤油、にんにく、ライム ジュースをセラミック ボウルに入れます。約40分間マリネします。

その間にビーフンを袋の表示通りに茹でる。麺の水気を切り、サラダボウルに入れます。

にんじん、エシャロット、キャベツ、ケール、ピーマンをサラダ ボウルに追加します。ピーナッツバターを加え、残りの米酢大さじ2とアガベシロップを加えて混ぜ合わせます。

マリネしたテンペをふりかけて、すぐに召し上がれ。楽しんでいます！

## ブロッコリーの定番クリームスープ

*(約 35 分で出来上がり | 4 人分)*

1 食あたり: カロリー: 334; 脂肪: 24.5g; 炭水化物: 22.5g; タンパク質：10.2g

*材料*

オリーブオイル 大さじ 2

1 ポンドのブロッコリーの小花

玉ねぎ 1 個、みじん切り

細かく刻んだセロリ 1 個

1 パースニップ、細かく刻んだ

にんにく 小さじ 1

野菜スープ 3 カップ

乾燥ディル 小さじ 1/2

乾燥オレガノ 小さじ 1/2

海塩と粗びき黒こしょう 適宜

亜麻仁粉 大さじ 2 杯

全脂肪ココナッツミルク 1 カップ

*方向*

厚手の鍋にオリーブオイルを中火で熱します。ブロッコリーのタマネギ、セロリ、パースニップを約 5 分間炒め、定期的にかき混ぜます.

にんにくを加え、さらに 1 分または香りが出るまで炒める。

次に、野菜ストック、ディル、オレガノ、塩、黒胡椒をかき混ぜます。沸騰させる。すぐに火を弱め、20 分ほど蒸らします。

クリーミーで均一になるまでスティックブレンダーでスープをピューレにします。

ピューレ状の混合物を鍋に戻します。亜麻仁粉とココナッツミルクを入れます。または約 5 分間加熱されるまで煮込み続けます。

4 つのサービングボウルにスプーンでお召し上がりください。

## モロッコ風レンズ豆とレーズンのサラダ

*(約20 分+冷まし時間で出来上がり | 4 人分)*

1 食あたり: カロリー: 418; 脂肪: 15g; 炭水化物: 62.9g; タンパク質：12.4g

*材料*

洗った赤レンズ豆 1 カップ

にんじん大 1 本、千切り

ペルシャキュウリ 1 本（薄くスライス）

玉ねぎのみじん切り 1 個

ゴールデンレーズン 1/2 カップ

フレッシュミント 1/4 カップ

1/4 カップの新鮮なバジル、切り取る

エクストラバージンオリーブオイル 1/4 カップ

絞りたてのレモン汁 1/4 カップ

すりおろしたレモンの皮 小さじ 1

小さじ 1/2 の新鮮な生姜の根、皮をむいて細かく刻む

にんにく 小さじ 1/2

オールスパイス 小さじ 1

海塩と粗びき黒こしょう 適宜

*方向*

大きな鍋に水 3 カップとレンズ豆 1 カップを入れて沸騰させます。

すぐに火にかけ、レンズ豆をさらに 15 ～ 17 分間、またはレンズ豆が柔らかくなるまで煮ます。水気を切り、完全に冷まします。

レンズ豆をサラダボウルに移します。ニンジン、キュウリ、スイートオニオンを追加します。次に、レーズン、ミント、バジルをサラダに追加します。

小さなミキシング ボウルに、オリーブ オイル、レモン汁、レモンの皮、生姜、にんにくの粒、オール スパイス、塩、黒コショウを入れて泡だて器で混ぜます。

サラダを作り、よく冷やしてお召し上がりください。どうぞお召し上がりください！

## アスパラガスとひよこ豆のサラダ

*(約 10 分+冷まし時間で出来上がり | 5 人分)*

1 食あたり: カロリー: 198; 脂肪: 12.9g; 炭水化物: 17.5g; タンパク質：5.5g

*材料*

1 ポンドのアスパラガス、皮をむいて一口大に切る

ひよこ豆の缶詰 5 オンス（水気を切ってすすぐ）

チポトレペッパー 1 個、種を取り、みじん切りにする

イタリア産ピーマン 1 個、種を取り、みじん切りにする

1/4 カップの新鮮なバジルの葉、みじん切り

新鮮なパセリの葉 1/4 カップ、みじん切り

新鮮なミントの葉 大さじ 2

細かく刻んだ新鮮なチャイブ 大さじ 2

にんにく 小さじ 1

エクストラバージンオリーブオイル 1/4 カップ

バルサミコ酢 大さじ 1

フレッシュライムジュース 大さじ 1

醤油 大さじ 2

オールスパイス 小さじ 1/4

クミン 小さじ 1/4

シーソルトと挽きたてのコショウ、お好みで

*方向*

アスパラガスを入れた大きな鍋に塩水を入れて沸騰させます。2 分間沸騰させます。排水してすすいでください。

アスパラガスをサラダボウルに移します。

ひよこ豆、ピーマン、ハーブ、にんにく、オリーブ オイル、酢、ライム ジュース、醤油、ハーブとアスパラガスを混ぜます。

混ぜ合わせてすぐにサーブします。どうぞお召し上がりください！

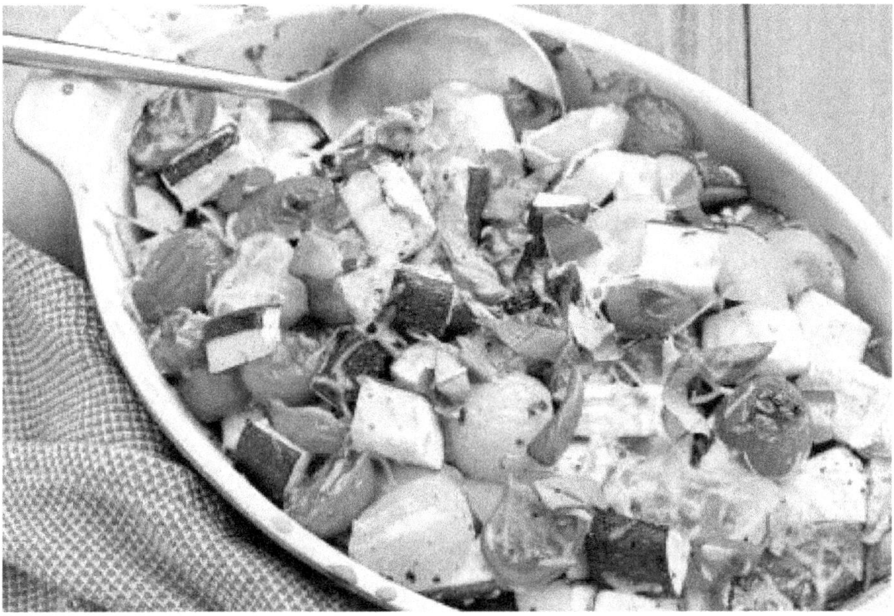

## 昔ながらのインゲンサラダ

*(約 10 分+冷まし時間で出来上がり | 4 人分)*

1 食あたり: カロリー: 240; 脂肪: 14.1g; 炭水化物: 29g; タンパク質：4.4g

*材料*

1 1/2 ポンドのサヤインゲン、トリミング

ネギ 1/2 カップ、みじん切り

にんにく 小さじ 1

スライスしたペルシャキュウリ 1 本

半分に切ったグレープトマト 2 カップ

オリーブオイル 1/4 カップ

デリマスタード 小さじ 1

たまりソース 大さじ 2

レモン汁 大さじ 2

りんご酢 大さじ 1

クミンパウダー 小さじ 1/4

乾燥タイム 小さじ 1/2

海塩と粗びき黒こしょう 適宜

*方向*

さやいんげんを塩水を入れた大きな鍋でちょうど柔らかくなるまで、または約 2 分間調理します。

豆を完全に冷ます。次に、それらをサラダボウルに移します。豆を他の材料と混ぜます。

どうぞお召し上がりください！

## 冬の豆のスープ

*(約 25 分で出来上がり | 4 人分)*

1 食あたり: カロリー: 234; 脂肪: 5.5g; 炭水化物: 32.3g; タンパク質：14.4g

*材料*

オリーブオイル 大さじ 1

エシャロット 大さじ 2（みじん切り）

スライスしたにんじん 1 本

1 パースニップ、細かく刻んだ

みじん切りにしたセロリの茎 1 本

みじん切りにした新鮮なにんにく小さじ 1

野菜ストック 4 カップ

月桂樹の葉 2 枚

細かく刻んだローズマリー 1 枝

16 オンスの缶詰の黒豆

フレーク状の海塩と粗挽き黒コショウ、お好みで

*方向*

厚手の鍋にオリーブを中火で熱します。エシャロット、ニンジン、パースニップ、セロリを約 3 分間、または野菜に火が通るまで炒めます。

にんにくを加え、さらに 1 分間、または香りが出るまで加熱します。

次に、野菜ストック、月桂樹の葉、ローズマリーを加えて沸騰させます。すぐに火にかけ、10 分ほど煮込みます。

黒豆を入れ、火が通るまでさらに 5 分ほど煮る。塩、黒こしょうで味をととのえる。

個々のボウルにスプーンで入れ、月桂樹の葉を捨て、熱いうちに出します. どうぞお召し上がりください！

## イタリアン クレミニ マッシュルーム スープ

*(約 15 分で出来上がり | 3 人分)*

1 食あたり: カロリー: 154; 脂肪: 12.3g; 炭水化物: 9.6g; タンパク質：4.4g

*材料*

ビーガンバター 大さじ 3

白ねぎ 1 個（みじん切り）

1 赤パプリカ、みじん切り

にんにく 小さじ 1/2

みじん切りにしたクレミニ茸 3 カップ

アーモンド粉 大さじ 2

3 カップの水

イタリアンスパイスミックス 小さじ 1

海塩と粗びき黒こしょう 適宜

新鮮なチャイブ 大さじ 1 杯、粗みじん切り

*方向*

ビーガンバターを中火でスープ鍋に溶かします。火が通ったら玉ねぎとピーマンを 3 分ほどしんなりするまで炒める。

にんにくとクレミニ茸を加え、きのこが柔らかくなるまで炒めます。きのこにアーモンド粉をふりかけ、さらに約 1 分間調理します。

残りの成分を追加します。弱火にして蓋をし、汁気が少なくなるまでさらに 5〜6 分煮る。

3 つのスープボウルにお玉で盛り付け、新鮮なチャイブを添えます. どうぞお召し上がりください！

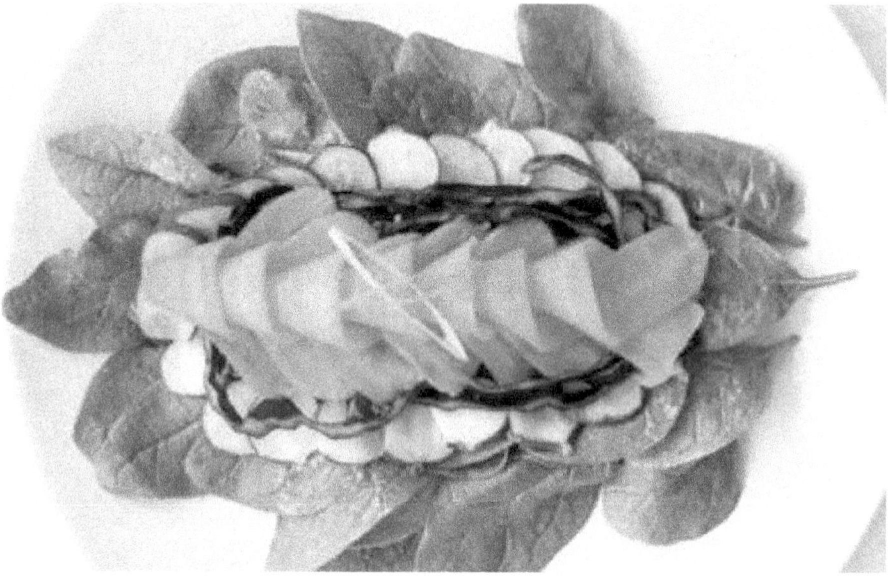

## ハーブ入りクリームポテトスープ

*(約 40 分で出来上がり | 4 人分)*

1 食あたり: カロリー: 400; 脂肪: 9g; 炭水化物: 68.7g; タンパク質：13.4g

*材料*

オリーブオイル 大さじ 2

玉ねぎ 1 個、みじん切り

みじん切りにしたセロリの茎 1 本

じゃがいも 4 個（皮をむいてみじん切り）

みじん切りにしたにんにく 2 かけ

小さじ 1 杯の新鮮なバジル、みじん切り

生パセリ 小さじ 1（みじん切り）

細かく刻んだ新鮮なローズマリー 小さじ 1

ローリエ 1 枚

オールスパイス 小さじ 1

野菜ストック 4 カップ

塩と挽きたての黒胡椒、お好みで

細かく刻んだ新鮮なチャイブ 大さじ 2

*方向*

厚手の鍋にオリーブオイルを中火で熱します。熱くなったら、たまねぎ、セロリ、じゃがいもをよくかき混ぜながら約 5 分間炒めます。

にんにく、バジル、パセリ、ローズマリー、月桂樹の葉、オールスパイスを加え、香りが出るまでさらに 1 分加熱します。

野菜のストック、塩、黒コショウを加えて沸騰させます。すぐに火を弱め、30 分ほど蒸らします。

クリーミーで均一になるまでスティックブレンダーでスープをピューレにします。

スープを温め、新鮮なチャイブを添えてください。どうぞお召し上がりください！

## キヌアとアボカドのサラダ

*(約 15 分+冷まし時間で出来上がり | 4 人分)*

1 食あたり: カロリー: 399; 脂肪: 24.3g; 炭水化物: 38.5g; タンパク質 : 8.4g

*材料*

1 カップのキノア、すすぎ

玉ねぎ 1 個、みじん切り

さいの目に切ったトマト 1 個

ローストピーマン 2 個、細切りにする

パセリのみじん切り 大さじ 2

細かく刻んだバジル 大さじ 2

エクストラバージンオリーブオイル 1/4 カップ

赤ワインビネガー 大さじ 2

レモン汁 大さじ 2

小さじ 1/4 のカイエンペッパー

海塩と挽きたての黒胡椒、お好みで

アボカド 1 個、皮をむき、種を取り、スライスする

炒りごま 大さじ 1

*方向*

鍋に水とキヌアを入れて沸騰させる。すぐに火にかけて沸騰させます。

キノアがすべての水を吸収するまで約 13 分間煮ます。キヌアをフォークでほぐし、完全に冷ます。次にキノアをサラダボウルに移します。

玉ねぎ、トマト、ローストペッパー、パセリ、バジルをサラダボウルに加えます。別の小さなボウルに、オリーブ オイル、酢、レモン汁、カイエン、塩、黒胡椒を入れて泡だて器で混ぜます。

よく混ぜ合わせてサラダとトスを作ります。アボカドのスライスを飾り、トーストしたゴマを飾ります。

どうぞお召し上がりください！

## 豆腐のタブレサラダ

*(約 20 分+冷まし時間で出来上がり | 4 人分)*

1 食あたり: カロリー: 379; 脂肪: 18.3g; 炭水化物: 40.7g; タンパク質：19.9g

*材料*

ブルガー小麦 1 カップ

スライスしたサンマルツァーノ トマト 2 個

ペルシャキュウリ 1 本（薄くスライス）

細かく刻んだバジル 大さじ 2

パセリのみじん切り 大さじ 2

ねぎ 4 本、みじん切り

ルッコラ 2 カップ

ベビーほうれん草 2 カップ

タヒニ 大さじ 4

レモン汁 大さじ 4

醤油 大さじ 1

小さじ 1 杯の新鮮なニンニク、砕いた

海塩と粗びき黒こしょう 適宜

12 オンスの燻製豆腐、角切り

*方向*

鍋に 2 カップの水とブルグルを入れて沸騰させます。すぐに火を弱め、約 20 分間、またはブルグルが柔らかくなり、水分がほとんど吸収されるまで調理します. フォークで毛羽立ち、大きな天板に広げて冷まします。

ブルグルをサラダ ボウルに入れ、続いてトマト、キュウリ、バジル、パセリ、ねぎ、ルッコラ、ほうれん草をのせます。

小さなミキシング ボウルで、タヒニ、レモン汁、醤油、にんにく、塩、黒胡椒を一緒に泡だて器で混ぜます。サラダを作って一緒に和えます。

サラダを燻製豆腐で飾り、室温で提供します. どうぞお召し上がりください！

## ガーデンパスタサラダ

*(約10 分+冷まし時間で出来上がり | 4 人分)*

1 食あたり: カロリー: 479; 脂肪: 15g; 炭水化物: 71.1g; たんぱく質：14.9g

*材料*

12 オンスのロティーニパスタ

薄切り玉ねぎ 1 個

半分に切ったミニトマト 1 カップ

1 ピーマン、みじん切り

細かく刻んだハラペーニョペッパー 1 個

水気を切ったケッパー 大さじ 1

アイスバーグレタス 2 カップ

新鮮なパセリのみじん切り 大さじ 2

細かく刻んだ新鮮なコリアンダー 大さじ 2

みじん切りにしたフレッシュバジル 大さじ2

オリーブオイル 1/4 カップ

アップルサイダービネガー 大さじ2

にんにく 小さじ1

コーシャーソルトと粗びき黒こしょう（お好みで）

ニュートリショナルイースト 大さじ2

トーストしてみじん切りにした松の実 大さじ2杯

*方向*

パッケージの指示に従ってパスタを調理します。パスタをゆで、すすぐ。完全に冷めてからサラダボウルに移します。

次に、玉ねぎ、トマト、ピーマン、ケッパー、レタス、パセリ、コリアンダー、バジルをサラダ ボウルに加えます。

オリーブ オイル、酢、にんにく、塩、黒コショウ、ニュートリショナル イースト フレークを混ぜます。サラダを作り、ローストした松の実で仕上げます. どうぞお召し上がりください！

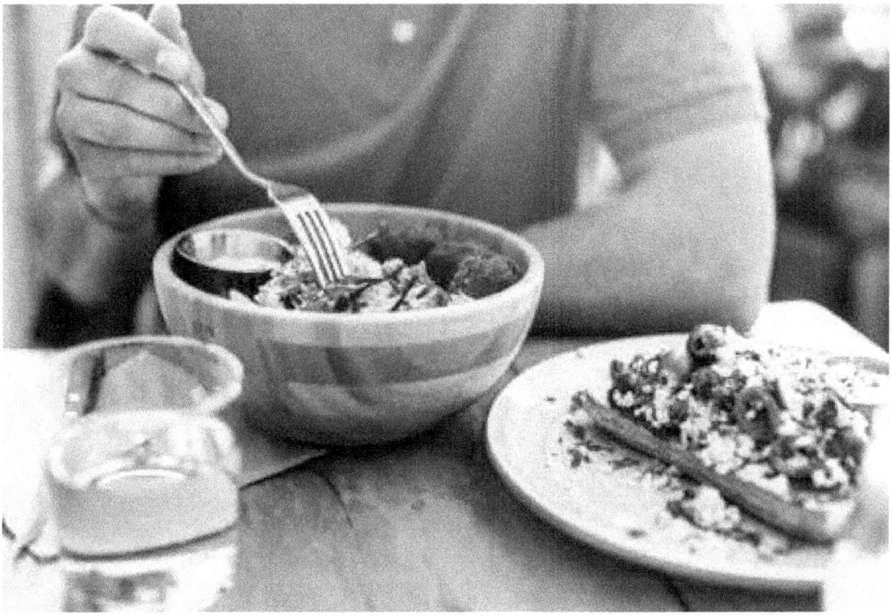

## 伝統的なウクライナのボルシチ

*(約 40 分で出来上がり | 4 人分)*

1 食あたり: カロリー: 367; 脂肪: 9.3g; 炭水化物: 62.7g; たんぱく質：12.1g

*材料*

ごま油 大さじ 2

赤玉ねぎ 1 個、みじん切り

にんじん 2 本、皮をむいてスライスする

皮をむいてスライスした大きなビーツ 2 個

皮をむいてさいの目に切った大きなジャガイモ 2 個

野菜ストック 4 カップ

みじん切りにしたにんにく 2 かけ

キャラウェイシード 小さじ 1/2

セロリシード 小さじ 1/2

フェンネルシード 小さじ 1/2

千切りにした赤キャベツ 1 ポンド

砕いたばかりのミックスペッパー小さじ 1/2

コーシャ塩、お好みで

月桂樹の葉 2 枚

ワインビネガー 大さじ 2

*方向*

ダッチオーブンで、ごま油を中火で熱します。熱くなったら、タマネギが柔らかく半透明になるまで約 6 分間ソテーします。

にんじん、ビーツ、じゃがいもを加え、定期的に野菜のストックを加えながら、さらに 10 分間煮込みます。

次に、にんにく、キャラウェイ シード、セロリ シード、フェンネル シードを入れてかき混ぜ、さらに 30 秒間煮込みます。

キャベツ、ミックスペッパーコーン、塩、月桂樹の葉を加えます。残りのスープを加えて沸騰させる。

すぐに弱火にし、野菜が柔らかくなるまでさらに 20〜23 分煮る。

個々のボウルに取り、ワインビネガーをまぶします。奉仕して楽しんでください！

## ベルーガレンズ豆のサラダ

*(約 20 分+冷まし時間で出来上がり | 4 人分)*

1 食あたり: カロリー: 338; 脂肪: 16.3g; 炭水化物: 37.2g; たんぱく質：13g

*材料*

ベルーガ レンズ豆 1 カップ、すすぐ

スライスしたペルシャキュウリ 1 本

スライスした大きなトマト 1 個

赤玉ねぎ 1 個、みじん切り

1 ピーマン、スライス

みじん切りにしたフレッシュバジル 1/4 カップ

新鮮なイタリアンパセリ 1/4 カップ、みじん切り

2 オンスのグリーン オリーブ、種とスライス

オリーブオイル 1/4 カップ

レモン汁 大さじ 4

デリマスタード 小さじ 1

にんにく 小さじ 1/2

砕いた赤唐辛子フレーク 小さじ 1/2

海塩と粗びき黒こしょう 適宜

*方向*

大きな鍋に水 3 カップとレンズ豆 1 カップを入れて沸騰させます。

すぐに火にかけ、レンズ豆をさらに 15 ～ 17 分間、またはやわらかくなるまで煮ます。水気を切り、完全に冷まします。

レンズ豆をサラダボウルに移します。きゅうり、トマト、玉ねぎ、ピーマン、バジル、パセリ、オリーブを加えます。

小さなミキシング ボウルに、オリーブ オイル、レモン汁、マスタード、にんにく、赤唐辛子、塩、黒胡椒を入れて泡だて器で混ぜます。

サラダを作り、一緒にトスし、よく冷やしてお召し上がりください. どうぞお召し上がりください！

## インドのナンサラダ

*(約 10 分でできあがり | 3 人分)*

1 食あたり: カロリー: 328; 脂肪: 17.3g; 炭水化物: 36.6g; タンパク質：6.9g

*材料*

ごま油 大さじ 3

生姜 小さじ 1、皮をむいて細かく刻む

クミンシード 小さじ 1/2

マスタードシード 小さじ 1/2

ミックスペッパー小さじ 1/2

カレーリーフ 大さじ 1

一口大に割ったナン 3 枚

エシャロット 1 個（みじん切り）

トマト 2 個

ヒマラヤ塩、お好みで

醤油 大さじ 1

*方向*

焦げ付き防止のフライパンにごま油大さじ 2 を中強火で熱します。

しょうが、クミンシード、マスタードシード、ミックスペッパーコーン、カレーリーフを香りが出るまで約 1 分間炒めます。

ナンブレッドをかき混ぜ、頻繁にかき混ぜながら、きつね色になり、スパイスでよくコーティングされるまで調理を続けます。

エシャロットとトマトをサラダボウルに入れます。塩、醤油、残りの大さじ 1 のごま油で和える。

トーストしたナンをサラダの上にのせて、室温でサーブします。楽しんでいます！

## ギリシャ風ローストペッパーサラダ

*(約 10 分で出来上がり | 2 人分)*

1 食あたり: カロリー: 185; 脂肪: 11.5g; 炭水化物: 20.6g; タンパク質：3.7g

*材料*

赤ピーマン 2 個

黄ピーマン 2 個

つぶしたにんにく 2 片

エキストラバージンオリーブオイル 小さじ 4

ケッパー 大さじ 1、すすぎ、水気を切る

赤ワインビネガー 大さじ 2

海塩と粗挽き胡椒で味を調えます

小さじ 1 杯の新鮮なディルウィード、細かく刻んだ

小さじ 1 杯の新鮮なオレガノ、みじん切り

カラマタ オリーブ 1/4 カップ

方向

ピーマンを羊皮紙で裏打ちされた天板で約 10 分間ローストし、調理の途中で鍋を回して、すべての面が焦げるまで焼きます.

次に、ピーマンをラップで覆い、蒸します。皮、種、芯は捨てる。

ピーマンを細切りにしてサラダボウルに入れる。残りの材料を加えて、全体をよく混ぜ合わせます。

提供する準備が整うまで冷蔵します。どうぞお召し上がりください！

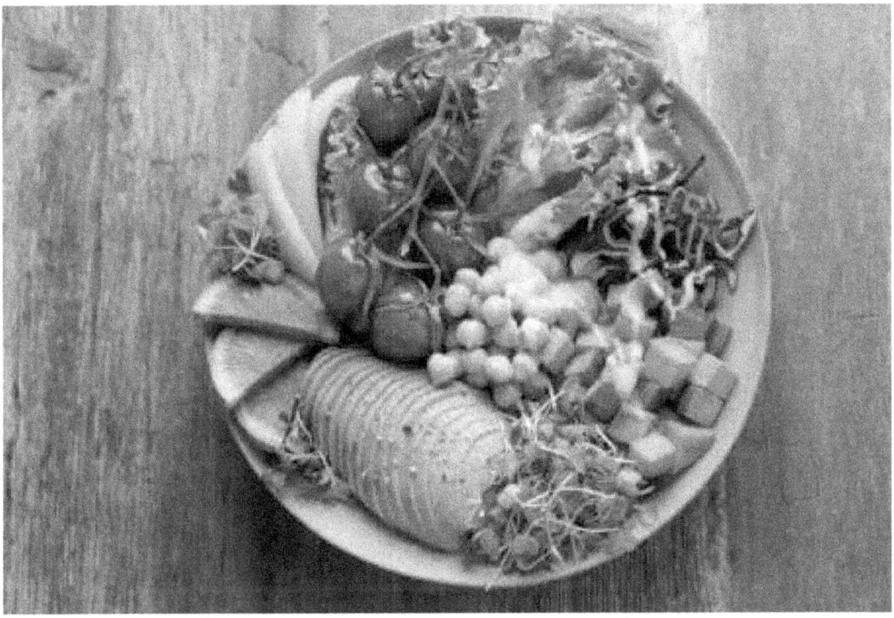

## インゲン豆のポテトスープ

*(約 30 分でできあがり | 4 人分)*

1 食あたり: カロリー: 266; 脂肪: 7.7g; 炭水化物: 41.3g; タンパク質：9.3g

*材料*

オリーブオイル 大さじ 2

玉ねぎ 1 個、みじん切り

じゃがいも 1 ポンド（皮をむいてさいの目に切る）

セロリの茎（中）1 本、みじん切り

みじん切りにしたにんにく 2 かけ

パプリカ小さじ 1

4 カップの水

ビーガンブイヨンパウダー 大さじ 2

16 オンスの缶詰インゲン豆、水気を切った

ベビーほうれん草 2 カップ

海塩と粗びき黒こしょう 適宜

*方向*

厚手の鍋にオリーブを中火で熱します。タマネギ、ジャガイモ、セロリを約 5 分間、またはタマネギが半透明で柔らかくなるまで炒めます.

にんにくを加え、さらに 1 分間、または香りが出るまで加熱します。

次に、パプリカ パウダー、水、ビーガン ストック パウダーを加えて沸騰させます。すぐに火を弱め、15 分間調理します。

黒豆とほうれん草を入れます。火が通るまで約 5 分間煮続けます。塩、黒こしょうで味をととのえる。

個々のボウルにスプーンで入れ、温かいうちにお召し上がりください。どうぞお召し上がりください！

## 冬のキノアサラダ ピクルス添え

*(約 20 分+冷まし時間で出来上がり | 4 人分)*

1 食あたり: カロリー: 346; 脂肪: 16.7g; 炭水化物: 42.6g; タンパク質：9.3g

*材料*

キヌア 1 カップ

細かく刻んだにんにく 4 片

きゅうりのピクルス 2 本、細かく刻んだ

10 オンスの赤ピーマンの缶詰、みじん切り

グリーン オリーブ 1/2 カップ

緑のキャベツ 2 カップ、みじん切りにする

アイスバーグレタス 2 カップ

細かく刻んだピーマンのピクルス 4 個

オリーブオイル 大さじ 4

レモン汁 大さじ 1

レモンの皮 小さじ 1

乾燥マジョラム 小さじ 1/2

海塩と粗びき黒こしょう 適宜

新鮮なチャイブ 1/4 カップ、粗みじん切り

*方向*

鍋に水 2 カップとキヌアを入れて沸騰させます。すぐに火にかけて沸騰させます。

キノアがすべての水を吸収するまで約 13 分間煮ます。キヌアをフォークでほぐし、完全に冷ます。次にキノアをサラダボウルに移します。

にんにく、きゅうりのピクルス、ピーマン、オリーブ、キャベツ、レタス、ピーマンのピクルスをサラダ ボウルに加え、すべてを混ぜ合わせます。

小さなミキシング ボウルで、残りの材料を泡だて器でドレッシングを作ります。サラダを作り、よく和え、すぐにサーブします。どうぞお召し上がりください！

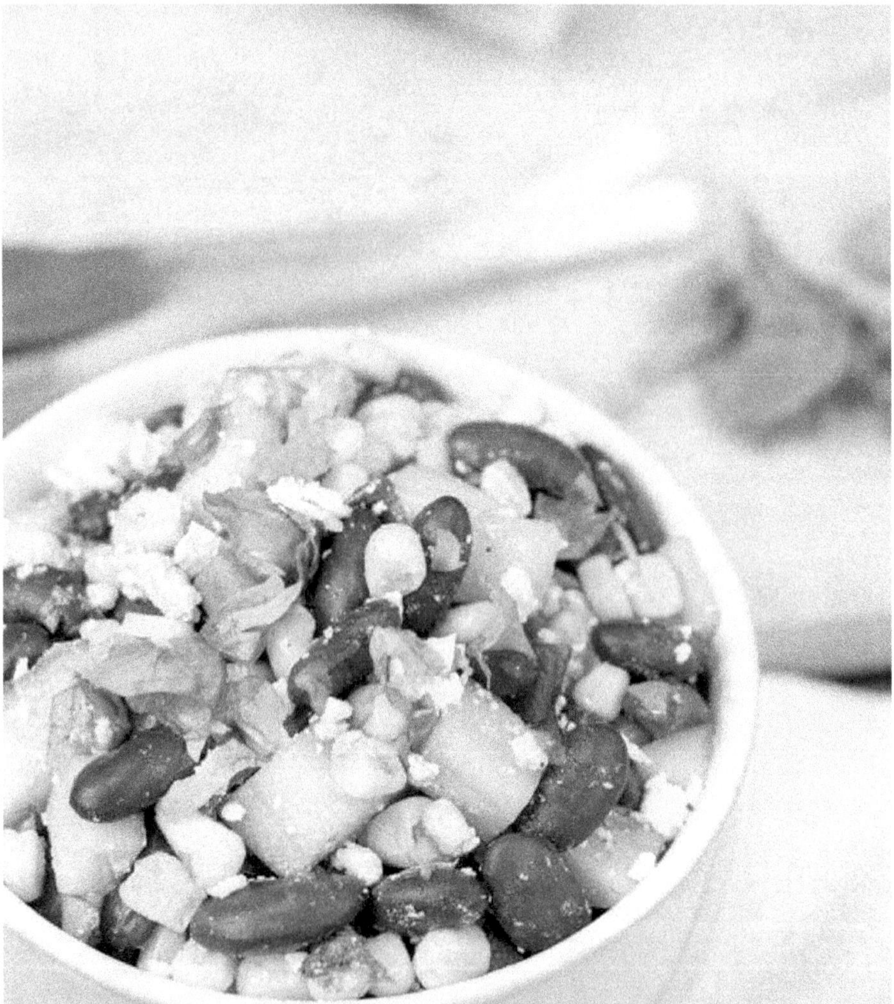

## ローストワイルドマッシュルームスープ

*(約 55 分で出来上がり | 3 人分)*

1 食あたり: カロリー: 313; 脂肪: 23.5g; 炭水化物: 14.5g; タンパク質：14.5g

*材料*

ごま油 大さじ 3

スライスした野生のキノコ 1 ポンド

白ねぎ 1 個（みじん切り）

みじん切りにして分けたにんにく 3 片

細かく刻んだタイム 2 小枝

細かく刻んだローズマリー 2 枝

亜麻仁粉 1/4 カップ

辛口白ワイン 1/4 カップ

野菜スープ 3 カップ

赤唐辛子フレーク 小さじ 1/2

にんにく塩と挽きたての黒胡椒、お好みで

*方向*

オーブンを華氏 395 度に予熱することから始めます。

きのこを羊皮紙で裏打ちされた天板に単層で置きます。きのこに大さじ 1 のごま油をまぶす。

きのこを予熱したオーブンで約 25 分間、または完全に火が通るまでローストします。

残りのごま油大さじ 2 を鍋に中火で熱します。次に、玉ねぎを約 3 分間、または柔らかく半透明になるまで炒めます。

次に、にんにく、タイム、ローズマリーを加え、香りが出るまでさらに約 1 分間調理します。亜麻仁粉を全体にふりかけます。

残りの材料を加え、さらに 10 ～ 15 分、または火が通るまで煮ます。

ローストしたマッシュルームを入れてかき混ぜ、さらに 12 分間煮ます。スープボウルにひしゃくで入れ、温かいうちにサーブします。楽しんでいます！

## 地中海の緑豆のスープ

*(約 25 分で出来上がり | 5 人分)*

1 食あたり: カロリー: 313; 脂肪: 23.5g; 炭水化物: 14.5g; タンパク質：14.5g

*材料*

オリーブオイル 大さじ 2

玉ねぎ 1 個、みじん切り

細かく刻んだ葉付きセロリ 1 本

スライスしたにんじん 1 本

みじん切りにしたにんにく 2 かけ

ズッキーニ 1 本

野菜ストック 5 カップ

1 ¼ ポンドのインゲン、トリミングして一口サイズのチャンクにカット

ピューレ状のトマト 2 個

海塩と挽きたての黒胡椒で味を調える

小さじ 1/2 のカイエンペッパー

オレガノ 小さじ 1

乾燥ディル 小さじ 1/2

カラマタ オリーブ 1/2 カップ

*方向*

厚手の鍋にオリーブを中火で熱します。タマネギ、セロリ、ニンジンを約 4 分間、または野菜が柔らかくなるまで炒めます.

にんにくとズッキーニを加え、さらに 1 分間、または香りが出るまで調理します。

次に、野菜ストック、インゲン、トマト、塩、黒コショウ、カイエン、オレガノ、乾燥ディルをかき混ぜます。沸騰させる。すぐに火を弱め、15 分ほど蒸らします。

個々のボウルに取り、スライスしたオリーブを添えます。どうぞお召し上がりください！

## キャロットスープのクリーム

*(約 30 分でできあがり | 4 人分)*

1 食あたり: カロリー: 333; 脂肪: 23g; 炭水化物: 26g; タンパク質：8.5g

*材料*

ごま油 大さじ 2

玉ねぎ 1 個、みじん切り

1 1/2 ポンドのニンジン、トリミングしてみじん切り

1 パースニップ、細かく刻んだ

みじん切りにしたにんにく 2 かけ

小さじ 1/2 のカレー粉

海塩とカイエンペッパー、お好みで

野菜ストック 4 カップ

全脂肪ココナッツミルク 1 カップ

*方向*

厚手の鍋にごま油を中火で熱します。タマネギ、ニンジン、パースニップを約 5 分間炒め、定期的にかき混ぜます.

にんにくを加え、さらに 1 分または香りが出るまで炒める。

次に、カレー粉、塩、カイエン、野菜のストックをかき混ぜます。すばやく沸騰させます。すぐに火を弱め、18～20 分加熱します。

クリーミーで均一になるまでスティックブレンダーでスープをピューレにします。

ピューレ状の混合物を鍋に戻します。ココナッツ ミルクを入れて、さらに 5 分ほど加熱するまで煮ます。

4 つのボウルに分けて、温かいうちにお召し上がりください。どうぞお召し上がりください！

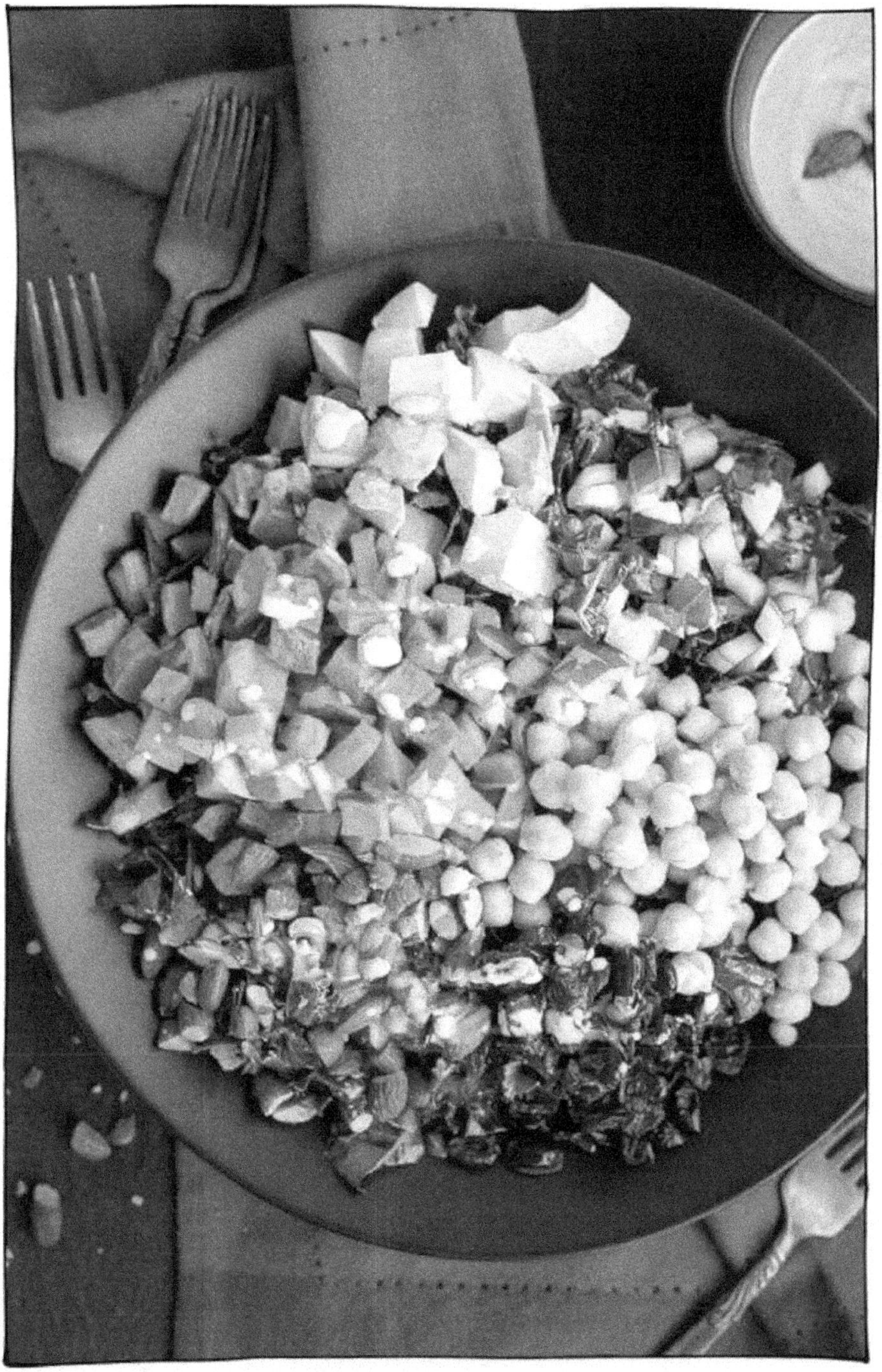

## イタリアンノンナのピザサラダ

*(約 15 分+冷まし時間で出来上がり | 4 人分)*

1 食あたり: カロリー: 595; 脂肪: 17.2g; 炭水化物: 93g; タンパク質：16g

*材料*

1 ポンドのマカロニ

マッシュルームのマリネ 1 カップ、スライス

半分に切ったグレープトマト 1 カップ

ねぎ 大さじ 4（みじん切り）

にんにく 小さじ 1

スライスしたイタリアンペッパー1 個

エクストラバージンオリーブオイル 1/4 カップ

バルサミコ酢 1/4 カップ

乾燥オレガノ 小さじ 1

乾燥バジル 小さじ 1

乾燥ローズマリー 小さじ 1/2

海塩とカイエンペッパー、お好みで

スライスしたブラックオリーブ 1/2 カップ

*方向*

パッケージの指示に従ってパスタを調理します。パスタをゆで、すすぐ。完全に冷めてからサラダボウルに移します。

次に、残りの材料を加え、マカロニがよくコーティングされるまでかき混ぜます。

調味料を味わって調整します。使用するまでピザサラダを冷蔵します。どうぞお召し上がりください！

## クリーミーゴールデンベジスープ

*(約 45 分で出来上がり | 4 人分)*

1 食あたり: カロリー: 550; 脂肪: 27.2g; 炭水化物: 70.4g; タンパク質：13.2g

*材料*

アボカドオイル 大さじ 2

1 黄玉ねぎ、みじん切り

ユーコンゴールドポテト 2 個（皮をむき、さいの目に切る）

2 ポンドのバターナットスカッシュ、皮をむき、種を取り、さいの目切りにする

1 パースニップ、きれいにしてスライス

しょうがにんにくペースト 小さじ 1

ターメリックパウダー 小さじ 1

フェンネルシード 小さじ 1

チリパウダー 小さじ 1/2

パンプキンパイスパイス 小さじ 1/2

コーシャーソルトと粗びき黒こしょう（お好みで）

野菜スープ 3 カップ

全脂肪ココナッツミルク 1 カップ

ペピタス 大さじ 2

*方向*

中火で厚手の鍋に油を熱します。玉ねぎ、じゃがいも、かぼちゃ、パースニップを約 10 分間ソテーし、均一に火が通るようによくかき混ぜます。

しょうがにんにくペーストを加え、さらに 1 分間、または香りが出るまで調理します。

次に、ターメリック パウダー、フェンネル シード、チリ パウダー、パンプキン パイ スパイス、塩、黒コショウ、野菜ストックをかき混ぜます。沸騰させる。すぐに火を弱め、約 25 分間調理します。

クリーミーで均一になるまでスティックブレンダーでスープをピューレにします。

ピューレ状の混合物を鍋に戻します。ココナッツ ミルクを入れて、さらに5分ほど加熱するまで煮ます。

個々のボウルに取り、ペピタを添えて提供します. どうぞお召し上がりください！

## ローストカリフラワーのスープ

*(約 1 時間で出来上がり | 4 人分)*

1 食あたり: カロリー: 310; 脂肪: 24g; 炭水化物: 16.8g; たんぱく質：11.8g

*材料*

1 ポンドのカリフラワーの小花

オリーブオイル 大さじ 4

玉ねぎ 1 個、みじん切り

みじん切りにしたにんにく 2 かけ

生姜 小さじ 1/2、皮をむいて細かく刻む

細かく刻んだ新鮮なローズマリー 小さじ 1

みじん切りにしたフレッシュバジル 大さじ 2

新鮮なパセリのみじん切り 大さじ 2

野菜ストック 4 カップ

海塩と粗びき黒こしょう 適宜

小さじ 1/2 のすりつぶしたウルシ

タヒニ 1/4 カップ

絞りたてのレモン 1 個

*方向*

オーブンを華氏 425 度に予熱することから始めます. カリフラワーを大さじ 2 杯のオリーブオイルで炒め、羊皮紙で裏打ちされたローストパンに並べます.

次に、カリフラワーの小花を約 30 分間ローストし、1～2 回かき混ぜて均一な調理を促進します.

その間に、底の厚い鍋に残りの大さじ 2 杯のオリーブオイルを中火で熱します。玉ねぎが柔らかく半透明になるまで約 4 分間炒めます。

にんにく、しょうが、ローズマリー、バジル、パセリを加え、香りが出るまでさらに 1 分ほど炒めます。

次に、野菜のストック、塩、黒コショウ、ウルシを混ぜて沸騰させます。すぐに火を弱め、約 20～22 分加熱します。

クリーミーで均一になるまでスティックブレンダーでスープをピューレにします。

ピューレ状の混合物を鍋に戻します。タヒニを入れ、さらに5分間、または火が通るまで煮ます。

個々のボウルにスプーンで入れ、レモン汁を添えて、熱いうちにサーブします.楽しんでいます！

## クラシックガーリックライス

*(約20 分でできあがり | 4 人分)*

1 食あたり: カロリー: 422; 脂肪: 15.1g; 炭水化物: 61.1g; タンパク質：9.3g

*材料*

オリーブオイル 大さじ 4

にんにく 4 片（みじん切り）

白米 1.5 カップ

野菜ストック 2.5 カップ

*方向*

フライパンにオリーブオイルを中強火で熱します。にんにくを加え、約 1 分間、または香りが出るまで調理します。

ご飯とだし汁を入れる。沸騰させます。すぐに熱を下げます。

約 15 分間、またはすべての液体が吸収されるまで調理します. ご飯をフォークでほぐし、塩こしょうで味を調え、あつあつを召し上がれ！

## 野菜と豆腐の玄米ごはん

*(約45 分で出来上がり | 4 人分)*

1 食あたり: カロリー: 410; 脂肪: 13.2g; 炭水化物: 60g; タンパク質：14.3g

*材料*

ごま 小さじ 4

細かく刻んだ春にんにくの茎 2 本

ネギ 1 カップ、みじん切り

にんじん 1 本、皮をむいてスライスする

スライスしたセロリのリブ 1 本

辛口白ワイン 1/4 カップ

10 オンスの豆腐、角切り

長粒玄米 1½カップ、よくすすぐ

醤油 大さじ 2

タヒニ大さじ 2

レモン汁 大さじ 1

*方向*

中華鍋または大きめの鍋にごま油小さじ 2 を中火で熱します。にんにく、たまねぎ、にんじん、セロリを約 3 分間調理し、よくかき混ぜて均一に調理します.

ワインを加えて鍋の釉薬を取り除き、野菜を中華なべの片側に寄せます。残りのごま油を加え、ときどき混ぜながら 8 分ほど揚げる。

中火で 2 カップの水を沸騰させます。沸騰させ、約 30 分間、または柔らかくなるまでご飯を炊きます。ご飯をほぐし、醤油とタヒニをかき混ぜます。

野菜と豆腐を温かいご飯にかき混ぜます。新鮮なレモン汁を数回絞って加え、温かいうちにお召し上がりください。どうぞお召し上がりください！

## 基本のアマランス粥

*(約 35 分で出来上がり | 4 人分)*

1 食あたり: カロリー: 261; 脂肪: 4.4g; 炭水化物: 49g; タンパク質：7.3g

*材料*

3 カップの水

アマランス 1 カップ

ココナッツミルク 1/2 カップ

アガベシロップ 大さじ 4

コーシャソルト ひとつまみ

すりおろしたナツメグ ひとつまみ

*方向*

中火で水を沸騰させます。アマランサスを加えて火にかけます。

アマランスが鍋の底にくっつかないように頻繁にかき混ぜながら、約 30 分間調理します。

残りの材料を入れて混ぜ、火が通るまでさらに 1〜2 分加熱する。どうぞお召し上がりください！

## .ほうれん草入りカントリーコーンブレッド

*(約 50 分でできあがり | 8 人分)*

1 食あたり: カロリー: 282; 脂肪: 15.4g; 炭水化物: 30g; タンパク質：4.6g

*材料*

亜麻仁粉 大さじ 1

中力粉 1 カップ

イエローコーンミール 1 カップ

小さじ 1/2 のベーキングパウダー

小さじ 1/2 のベーキングパウダー

コーシャーソルト 小さじ 1

ブラウンシュガー 小さじ 1

すりおろしたナツメグ ひとつまみ

無糖オーツミルク 1¼カップ

ホワイトビネガー 小さじ 1

オリーブオイル 1/2 カップ

ほうれん草 2 カップ

*方向*

オーブンを華氏 420 度に予熱することから始めます。今度は、焦げ付き防止のクッキングスプレーでベーキングパンを吹きかけます。

亜麻仁の卵を作るには、亜麻仁粉を大さじ 3 杯の水と混ぜます. かき混ぜて、約 15 分間放置します。

ミキシングボウルで、小麦粉、コーンミール、ベーキングパウダー、ベーキングパウダー、塩、砂糖、すりおろしたナツメグをよく混ぜ合わせます.

カスタードエッグ、オーツミルク、ビネガー、オリーブオイルを少しずつ加え、ダマにならないよう絶えずかき混ぜます。次にほうれん草を入れます。

準備したベーキングパンに生地をこすり落とします。コーンブレッドを約 25 分間、または中央に挿入されたテスターが乾いてきれいになるまで焼きます.

スライスして提供する前に、約 10 分間放置します。どうぞお召し上がりください！

## スグリ入りライスプディング

*(約 45 分で出来上がり | 4 人分)*

1 食あたり: カロリー: 423; 脂肪: 5.3g; 炭水化物: 85g; タンパク質：8.8g

*材料*

1½カップの水

白米 1 カップ

オーツミルク 2 ½ カップ

白砂糖 1/2 カップ

塩ひとつまみ

すりおろしたナツメグ ひとつまみ

小さじ 1 杯の挽いたシナモン

バニラエッセンス 小さじ 1/2

ドライスグリ 1/2 カップ

*方向*

鍋に水を入れて中火で沸騰させます。すぐに火にかけ、ご飯を入れて 20 分ほど煮る。

牛乳、砂糖、香辛料を加え、ご飯が鍋にくっつかないようにかき混ぜながらさらに 20 分煮る。

乾燥スグリをふりかけ、室温で提供します。どうぞお召し上がりください！

## サルタナ入りキビ粥

*(約 25 分で出来上がり | 3 人分)*

1 食あたり: カロリー: 353; 脂肪: 5.5g; 炭水化物: 65.2g; タンパク質：9.8g

*材料*

1 カップの水

ココナッツミルク 1 カップ

洗ったキビ 1 カップ

すりおろしたナツメグ 小さじ 1/4

小さじ 1/4 の挽いたシナモン

バニラペースト 小さじ 1

コーシャーソルト 小さじ 1/4

アガベシロップ 大さじ 2

サルタナ 大さじ 4

*方向*

水、牛乳、キビ、ナツメグ、シナモン、バニラ、塩を鍋に入れます。沸騰させる。

熱を沸騰させ、約 20 分間調理します。キビをフォークとスプーンで毛羽立たせ、個々のボウルに入れます。

アガベシロップとサルタナを添えて。どうぞお召し上がりください！

CPSIA information can be obtained
at www.ICGtesting.com
Printed in the USA
LVHW080553230223
740172LV00016B/1275

9 781837 529056